シリーズ編集
河村 満
昭和医科大学名誉教授

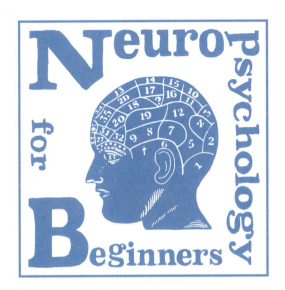

シリーズ・高次脳機能の教室
記憶障害の診かた

石原健司
旭神経内科リハビリテーション病院神経内科

医学書院

【著者紹介】

石原健司（いしはら・けんじ）

大学で認知心理学を学んだ後に医学部に再入学し，卒業後は脳神経内科の医師として，神経心理学，神経病理学を学びながら，臨床神経学に従事しています。

職歴：昭和大学病院，亀田総合病院，汐田総合病院などを経て，2016年9月より旭神経内科リハビリテーション病院に勤務。

所属学会：日本神経学会，日本神経心理学会，日本高次脳機能学会，日本神経病理学会など。

資格：日本スポーツ協会公認スポーツドクター（シーズンの週末は陸上大会の医務室で救護活動をしています）。

〈シリーズ・高次脳機能の教室〉記憶障害の診かた

発　行　2025年5月1日　第1版第1刷©

シリーズ編集　河村　満

著　者　石原健司

発行者　株式会社　医学書院

代表取締役　金原　俊

〒113-8719　東京都文京区本郷1-28-23

電話　03-3817-5600（社内案内）

印刷・製本　三報社印刷

本書の複製権・翻訳権・上映権・譲渡権・貸与権・公衆送信権（送信可能化権を含む）は株式会社医学書院が保有します．

ISBN978-4-260-06030-1

本書を無断で複製する行為（複写，スキャン，デジタルデータ化など）は，「私的使用のための複製」など著作権法上の限られた例外を除き禁じられています．大学，病院，診療所，企業などにおいて，業務上使用する目的（診療，研究活動を含む）で上記の行為を行うことは，その使用範囲が内部的であっても，私的使用には該当せず，違法です．また私的使用に該当する場合であっても，代行業者等の第三者に依頼して上記の行為を行うことは違法となります．

JCOPY 〈出版者著作権管理機構　委託出版物〉

本書の無断複製は著作権法上での例外を除き禁じられています．複製される場合は，そのつど事前に，出版者著作権管理機構（電話 03-5244-5088，FAX 03-5244-5089，info@jcopy.or.jp）の許諾を得てください．

シリーズ編集者のことば

　本書を手にとっていただき，誠にありがとうございます。

　本書を手にとられたということは，高次脳機能や神経心理学に興味はあるけれど「どうもよくわからない」という気持ちをお持ちなのではないでしょうか。私は 40 年間以上神経心理学を専門として臨床・研究を続けてまいりましたが，残念ながらいまだに皆さんと同じ気持ちです。それでも長く続けてこられた理由は，高次脳機能の不思議さ，またそれを探求する神経心理学の奥深さの一端に触れずっと魅了され続けてきたからなのです。いまだに，高次脳機能/神経心理学の臨床は日々驚きの連続で，興味が尽きません。

　その立場から申し上げますと，高次脳機能/神経心理学に興味を持ち，本書を手にとったあなたは非常にお目が高いと思います。実際こんなに探求しがいがあり，臨床に役に立つ領域を，私はほかに知りません。

　高次脳機能や神経心理学を学ぶということは，記憶，行動，言語，認知，注意，情動，時間認知といった人間を人間たらしめている能力と私たちの脳がどのように結びついているのかを探求するということにほかなりません。つまり，医学の枠を越えて人間とは何かを追究できるのです。

　また，高次脳機能の診かたがわかると，現在患者数が急増している認知症の症状を具体的に理解することができるようになります。何となくのイメージで症状名をレッテルのように貼り付けるのではなく，どの脳部位が侵されているかを想定し，何ができないのか（そして何ができるのか）を見立て，患者さんや家族が何に困っているか，どうすれば満足のいく生活をすることができるかまで考えられるようにもなるのです。世界中で加速度的に増加している認知症を診ることができる能力は，これからの社会において医療者に求めら

れる必須のスキルと言えるでしょう。

　そして，これはここだけの話ですが，この領域に対して苦手意識を持つ人が多いので競争が少なく，勉強すればすぐに頭一つ抜けることができます。もう少し頑張ることができれば，専門家として周りから頼られる存在になることも難しくありません。

　どうでしょうか。なんだか少しやる気が湧いてきませんか。

　本シリーズは，これから高次脳機能という大海原に漕ぎ出そうとしている未来の仲間たちに向けて，私の現在の仲間たちと一緒につくりました。読み進めていただけるとわかりますが，できるだけ平易な文章で楽しく高次脳機能/神経心理学の基本がわかるようにしてあります。かといって内容のレベルを下げることはしていません。

　最初に読んでわかること，もう一度読んだときにわかること，さまざまな経験を経た後でようやくわかること，いくつかのレイヤーが積み重なって本シリーズはできています。ぜひお手元において何度も読み返していただければ，編者としてこれほどうれしいことはありません。

　さあ私たちの教室で一緒に学び，一緒に楽しみましょう！

2025 年 2 月

河村 満

まえがき

　本書は日本神経学会学術大会で開催されているハンズオンセミナー「高次脳機能の評価と解釈」の講義内容をベースに，セミナーでは伝えきれない内容，高次脳機能や神経心理を学ぶうえで知っておいていただきたい事柄を加筆し，作成したものです。初学者の方でも理解できるよう，基本的な内容から始め，読み進めるに従って臨床場面でも応用できるような内容の構成にしました。それぞれの章に，目標，まとめ，確認のための Q & A をつけてありますので，知識の整理にご活用ください。

　読者の皆さんが「記憶」についての理解を深められ，記憶障害の臨床に興味をお持ちいただければ，筆者にとって無上の喜びです。

2025 年 2 月

石原健司

目次

第1章
記憶の分類 001

イントロダクション 002

記憶する内容に基づく分類 005

■宣言的記憶（陳述記憶） 006
・エピソード記憶 006
・意味記憶 011
■手続き記憶 016
・技能 017
・プライミング 019

記憶情報を保持する時間に基づく分類 021

■即時記憶 022
■近時記憶と遠隔記憶 022

確認のためのQ&A 026

第2章
記憶障害の分類 029

イントロダクション 031

エピソード記憶の障害 033

意味記憶の障害 039

手続き記憶の障害 040

特殊な記憶障害 043

■一過性全健忘（TGA） 043
■てんかん性健忘 045

記憶障害と鑑別を要する病態：失語と失認 048

記憶障害の周辺：作話と見当識障害 049

- ■ 作話 049
- ■ 記憶錯誤 050
- ■ 妄想 051
- ■ 見当識障害 052

確認のための Q & A 054

第 3 章

記憶障害を生じる脳病変部位と疾患 057

イントロダクション：記憶と関係する脳のシステム 059

エピソード記憶の形成と想起に関係する脳部位と疾患 062

- ■ 側頭葉内側性健忘 066
- ■ 間脳性健忘 069
- ■ 前脳基底部性健忘 072
- ■ 頭頂葉内側性健忘（脳梁膨大後域健忘） 076

意味記憶の貯蔵に関係する脳部位と疾患 079

手続き記憶の形成に関係する脳部位と疾患 083

確認のための Q & A 086

第 4 章

記憶の検査方法 089

イントロダクション：記憶の検査を始める前に 090

エピソード記憶の検査方法 092

- ■ 前向性健忘の検査 092
  - ・言語性記憶の検査 095
  - ・視覚性記憶の検査 099
  - ・全般的な記憶検査 102
  - ・行動記憶の検査 104

目次 vii

- ■ 逆向性健忘（遠隔記憶）の検査 ································ **106**
  - ・自伝的記憶の検査 ································ **107**
  - ・社会的出来事記憶の検査 ································ **108**

意味記憶の検査方法 ································ **111**

手続き記憶の検査方法 ································ **114**

確認のための Q&A ································ **119**

第 **5** 章

症例検討 ································ **121**

症例 **1** **パペッツの回路の損傷により記憶障害は生じうるか?**
──単純ヘルペス脳炎例 ································ **123**

症例 **2** **Treatable amnesia**──脳弓病変による前向性健忘例 ································ **135**

症例 **3** **遠隔記憶が単独で障害される**──孤立性逆向性健忘例 ································ **139**

症例 **4** **突然発症する記憶・見当識の障害**── 一過性全健忘例 ································ **146**

症例 **5** **頭部外傷の後遺症**──外傷後健忘例 ································ **154**

症例 **6** **てんかんと記憶障害**──てんかん性健忘例 ································ **159**

---

column

Larry Ryan Squire（1941〜） ································ **005**

Endel Tulving（1927〜2023） ································ **008**

エピソード記憶と意味記憶は完全に分けられるか? ································ **014**

語義失語と意味記憶障害，意味性認知症 ································ **016**

マジカルナンバー ································ **022**

失行と手続き記憶の障害 ································ **032**

自伝的記憶の分類 ································ **035**

逆向性健忘の時間勾配 ································ **035**

人生の時間軸とエピソード記憶 ································ **037**

大脳辺縁系 ································ **062**

パペッツの回路は情動と関係していると考えられていた ································ **065**

情動と記憶──アルツハイマー病患者さんの震災体験・・・・・・・・・・・・・・・065
アルツハイマー病とコリンエステラーゼ阻害薬・・・・・・・・・・・・・・・073
エピソード記憶の想起
　──なぜ記憶形成と記憶想起を分けて考えるのか？・・・・・・・・・・・078
蛋白質異常症（プロテイノパチー）・・・・・・・・・・・・・・・・・・・・・・・・・080
ワーキングメモリと言語性記憶，視覚性記憶・・・・・・・・・・・・・・・・094
長谷川式認知症スケール（HDS-R）・・・・・・・・・・・・・・・・・・・・・・106
意味性認知症と進行性失語・・・・・・・・・・・・・・・・・・・・・・・・・・・・・112

あとがき・・167
索引・・・169

シリーズロゴ：阿部伸二（カレラ）
ブックデザイン：加藤愛子（オフィスキントン）

読者アンケートのお願い
本書へのご意見・ご感想をお寄せいただければ幸いです。右記二次元バーコードもしくは下記 URL からご回答いただけます。アンケート回答者の中から抽選で「図書カード」を進呈いたします。なお，当選の発表は賞品の発送をもってかえさせていただきます。

https://forms.office.com/r/eke6QgJKWn

第 **1** 章

記憶の分類

◆────────────○ 本 章 の 目 標 ○────────────◆

■ 記憶のいろいろな分類を理解し区別できることが，最初の一歩です。

■「覚えている内容」に基づく分類は初めて接するかもしれませんが，「Squire の分類」（図 1-2 ☞ p.5）を理解し，宣言的記憶（エピソード記憶と意味記憶）がどういうものか，具体的にイメージ，説明できることが目標です。

■「覚えていられる時間」に基づく分類は，①その場限り（数秒以内）で忘れてしまう記憶，②短期間（数分〜数日）で忘れてしまう記憶，③長く（週〜年）覚えていられる記憶，の 3 つに分けられることを理解します。

◆─────────────────────────────────────◆

　本章では，2 種類の記憶分類を学びます。1 つは覚えている内容に基づく分類です。エピソード記憶や手続き記憶といった用語は，なじみがないかもしれません。いろいろと種類があるので，はじめは難しく感じられますが，「Squire の分類」（図 1-2）を理解できれば，臨床の場では十分です。

　もう 1 つは情報を覚えている時間の長さに基づく分類です。電話をかけようとして電話番号を覚えておくこと，先ほど食べた食事の内容を覚えていること，小学生の夏休みに行った旅行先を覚えていること，これらを分けて考えるという分類です。

　記憶の分類がわかると，記憶障害の内容を分析する際に，どのような点に注意して診ていけばよいのか，理解できるようになります。まずは記憶障害を理解する土台をつくっていきます。

イントロダクション

　一口に「記憶」と言っても，その意味するものは多岐にわたっています。例を挙げれば，「覚えること」も「思い出すこと」も記憶

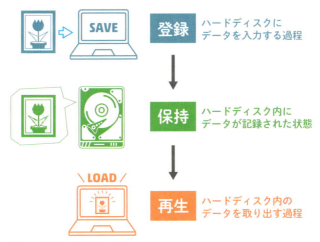

図 1-1 「登録」「保持」「再生」のイメージ
記憶の「登録」・「保持」・「再生」のプロセスは，データをコンピュータのハードディスクに記憶させておくプロセスに似ています。一方，コンピュータに情報を記憶させる際には「固定化」のプロセスはありません。

ですが，意味する内容は異なります。「覚えること」は新しい情報を脳に取り込んで定着させること，「思い出すこと」は脳内に保存されている情報を取り出すこと，といえるでしょう。認知症の多くを占めるアルツハイマー病では，新しく覚えることが苦手になりますが，昔の出来事を思い出すことは，ある程度可能です。

記憶を形成する（覚える），あるいは想起する（思い出す），というプロセスを単純化すると，次のようになります（図 1-1）。

登録：新しい情報・事柄を覚える過程。記銘または書き込み，とも呼ばれます。

保持：一度覚えた情報・事柄を，思い出すまで保っておく過程。

再生：覚えている事柄を思い出す（想起する）過程。自発的に（手がかりがあってもよい）思い出す場合を**再生**，いくつかの選択肢から正しい情報・事柄を選んで思い出す場合を**再認再生**，と呼びます。

固定化（コンソリデーション）：いったん覚えた記憶は，何もしなければ時間経過とともに減衰し，やがて忘却されることが多いのです

が，長期間経過しても安定した記憶として思い出すことができるようになる，という過程を，記憶の固定化（コンソリデーション）と呼びます。これはコンピュータにはない，生物の記憶形成に特徴的なプロセスです（コンピュータの場合は，一度記憶された情報が時間経過とともに減衰することはないため，固定化というプロセスを経る必要がありません）。

　記憶障害を評価するためには，記憶のどの側面を評価するのか，しっかりと理解しておく必要があります。その理由は，疾患によって，あるいは病変の部位によって，障害される記憶の種類が異なるためです。例えば，認知症の1つに「意味性認知症」という疾患があります。かつては「左側頭葉型ピック病」と呼ばれていたことがある疾患です。この疾患では病初期に「語の意味記憶」が選択的に障害されることが知られています。しかし「語の意味記憶」がどのような記憶で，どのように検査をすればよいのか，を知らなければ診断できません〔「語の意味記憶」がどのようなものかは，本章の「意味記憶」の項目［☞ p.11］，第2章の「意味記憶の障害」の項目［☞ p.39］をご参照ください〕。

記憶する内容に基づく分類

　記憶する内容に基づく分類としてまずは，**Squireの分類**（図1-2）[6]をご理解ください。この分類は臨床現場で多く用いられており，記憶研究の共通言語ともいえるからです。

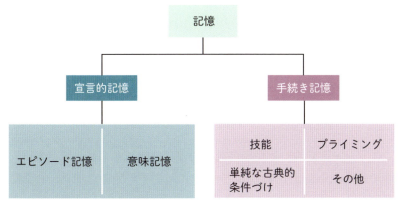

図1-2　Squireによる記憶の分類[6]

> **column**
>
> **Larry Ryan Squire**（1941〜）
>
> 　米国の精神科医・神経科学者で，現代の記憶研究の第一人者です。ラット，サル，ヒトと幅広い種を対象とし，心理学的なアプローチが主流であった記憶研究に，神経科学的なアプローチを本格的に導入した1人です。前述の記憶分類で広く知られていますが，記憶の種類によって関わる脳部位が異なることを明らかにし，側頭葉内側，特に海馬で記憶が記銘され，記憶が定着するとともに，記憶の貯蔵・再生の場が海馬から大脳新皮質に移行することを見出すなど，現在の記憶研究の基礎をつくり上げました。本邦では1987年の著書「Memory and Brain」の翻訳が1989年に出版されており［『記憶と脳』河内十郎（訳），医学書院］[6]，また神経科学研究の大家Eric R. Kandelとの共著，「Memory：From Mind to Molecules」（2008年）の翻訳も2013年に出版されています［『記憶のしくみ　上・下』小西史朗・桐野豊（監），講談社ブルーバックス］。

本項では，記憶する内容に基づく分類には**宣言的記憶**と**手続き記憶**の 2 つがあることを学びます。2 つの大まかな違いは，宣言的記憶は記憶する内容を言語化できるのに対して，手続き記憶は記憶する内容を言語化できない，という点にあります。

◉ 宣言的記憶 （陳述記憶）

　宣言的記憶とは，簡単に言えば，言語化して覚える，あるいは情報共有することができる記憶，という意味です。**陳述記憶**と呼ばれることもあります。「宣言的」も「陳述」も，いずれも言語化することができる，という特徴を表しています。宣言的記憶は**エピソード記憶**と**意味記憶**の 2 つに大別されます。

エピソード記憶

▌エピソード記憶の定義

　エピソード記憶，という用語を最初に使用したのは，記憶の研究者である Tulving です。Tulving は 1972 年の著書の中で，記憶をエピソード記憶と意味記憶の 2 つに分類することを提唱しています。日本では 1983 年に心理学者の太田信夫先生が「エピソード記憶と意味記憶」[14]という論文を専門誌に発表され，その後，1988年に『エピソード記憶論』[5]という学術書を編者として出版された頃から広く使用されるようになったと思われます。

　エピソード記憶を具体的に定義すると

　「いつ，どこで，誰が，何を，なぜ，どうやってしたか，という出来事の記憶」

となります。中学校の歴史あるいは英語の授業で 5W1H という言葉を習ったことがあるでしょう。この 5W1H （When, Where, Who, What, Why, How）を要素として含む事象が，エピソード記

憶の本態であるといえます。

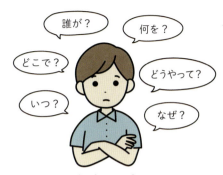

図 1-3　エピソードを構成する要素（5W1H）

　例えば「昨日の夕方，職場からの帰り道，ふと見覚えのある顔が見えたので，思い切って声をかけてみると，しばらく会っていない友人だった」という事象には，この 5W1H がすべて含まれていることがわかるでしょう。Who はこの文章の語り手で，Why は「偶然」，What は「会った」という事象を指します。How は「友人の顔を見て思い出した」などの状況が考えられます。When と Where は説明不要ですね。

　別の例として「1969 年 7 月 20 日，アポロ 11 号に搭乗したニール・アームストロング船長とバズ・オルドリン操縦士が，人類で初めて月面に着陸した」という事象にも，5W1H がすべて含まれています。Why と How は，先の一文には書かれていませんが，バックグラウンドである「NASA のアポロ計画 5 番目の有人ミッション」として，What は「月面着陸」という事象を，それぞれ指します。When，Where，Who は説明不要でしょう。

　なお，記憶についての成書や論文では，エピソード記憶は「時間」「場所」により規定される出来事の記憶である，と書かれていることが多く，『エピソード記憶論』[5]の冒頭 (p.1) にも，「エピソード記憶とは，時間的・空間的に定位された経験の記憶である」と書

かれています。しかし，経験には「誰が」「何を」「どのように」経験したのか，という要素が含まれますので，本書では 5W1H という表現を用いています。

> ### column
>
> ### Endel Tulving（1927～2023）
>
> 　認知心理学の立場からの記憶研究の第一人者です。それまでは記銘のプロセスに焦点が当てられていた記憶研究で，保持および再生のプロセスを重視したこと，前述のとおりエピソード記憶と意味記憶を分類したことにより，その後の記憶研究の礎をつくった研究者といえるでしょう。自分が経験したエピソードの記憶という，主観的かつ個別性の高いエピソード記憶が，ヒトの意識の中核をなす，と指摘しています。

エピソードとは何か

　認知心理学の教科書として知られるリンゼイ＆ノーマンの『情報処理心理学入門』[3]では，出来事を構成する要素として，次の各項目が挙げられています。

行　為：できごとそれ自体。文の中では，行為は，通常，**動詞**によって記述される。

　　　　（例）ダイバーが鮫に**かみつかれた**。

行為者：その行為を起こさしめたもの。

　　　　（例）ダイバーが**鮫**にかみつかれた。

条件的：2つのできごとの間に存在する論理的条件。

　　　　（例）鮫は空腹の**場合にのみ**危険である。

道　具：できごとを引き起こしたり，あるいは実行したりするもの，あるいは道具。

　　　　（例）**風**がその家を破壊した。

場　所：そのできごとが起こる場所（後略）

　　　　（例）**大学から**，彼らは**海岸へ**ヒッチハイクした。

対　象：行為によって影響を受けるもの。

　　　　（例）風がその**家**を破壊した。

受け手：行為の効果を受ける人。

（例）怒った教授がチョークを **1人の学生** に投げつけた。

（不適切な表現につき構造を変えずに改変）

　時　：あるできごとが起こる時。

（例）**昨日**は波が高かった。

真　実：主として虚偽の記述に使用される。

（例）**なんら特別の服は着る必要がなかった。**

［リンゼイ P.H., ノーマン D.A.（著），中溝幸夫，箱田裕司，近藤倫明（共訳）『情報処理心理学入門Ⅱ．注意と記憶』，p.155 より抜粋］

これらの項目も，概ね 5W1H に対応していると考えられます。

エピソード記憶が障害されるとどうなるか？

エピソード記憶が障害されると，次のような反応がみられます。

検査者：昨日の夕食は何を食べましたか？

患　者：あれ，何を食べたんだっけなあ……。忘れてしまいました。

⇨昨日の夕方に食事をした，というエピソードを思い出せない

検査者：中学校の修学旅行はどこに行きましたか？

患　者：どこだったかなあ……。

⇨中学生の頃に修学旅行に行った，というエピソードを思い出せない

検査者：テレビや新聞は見ますか？

患　者：見ます。

検査者：それでは，この 1 週間で見聞きしたニュースを教えてください。

患　者：ニュース，ニュース……あれ，覚えていないなあ。

⇨最近 1 週間でニュースを見聞きした，というエピソードおよびその内容を思い出せない

エピソード記憶の検査

　記憶の検査方法については，第４章で詳しく説明しますが，臨床の場で広く用いられているウェクスラー記憶スケール（WMS）などの検査バッテリーは，エピソード記憶を調べるためのものです。このように書くと，違和感があるかもしれませんが，「先週の月曜日，大学病院の心理検査室で，病院の心理士さんから，脳炎後の記憶障害について調べるため，WMS 改訂版（WMS-R）を使った検査を受けた」という状況には，When（先週の月曜日），Where（大学病院の心理検査室で），Who（病院の心理士さんが），What（WMS-R による記憶検査を），Why（脳炎後の記憶障害について調べるため），How（心理士さんからの質問に対して口頭で答える，または鉛筆で図形を描く），といった 5W1H の情報がすべて含まれています。心理学の実験でよく用いられる，単語のリストを学習するという検査，あるいは臨床の場で用いられることが多い標準言語性対連合学習検査やレイの聴覚性言語学習検査（AVLT）という検査も同様です。先ほど紹介した『エピソード記憶論』[5]には次のように記載されています。

> 「エピソード記憶の本質的特徴は，事象の記憶であり，かつ自己の記憶であるところにある。（中略）実験室における単語の記憶でも，語の記憶をしているのではなく，語事象を記憶しているのである。何処どこの実験室，その部屋の壁は白く，黒いカーテンがかかっており，木の机がひとつ，書庫がひとつあった。その部屋では誰だれ先生が実験者になり，ゴールデンウィークが始まる前の週の土曜日の午後に，「階段，リンゴ，自動車，……」という単語を記憶するように言われた。その前日はコンパで夜遅くまで起きていたので，実験のときは非常に眠く，気分がのらなかった。」
>
> ［太田信夫（編）『エピソード記憶論』，p.14］

自伝的記憶と社会的出来事の記憶

エピソード記憶は，記憶される事象の内容から，**自伝的記憶**と**社会的出来事の記憶**の2つに分けられます。自伝的記憶は**個人の生育歴で生じた出来事の記憶**であり，Who が語り手に相当するものです。出来事の主人公が他者であっても，その出来事は語り手の経験において記憶されていることになります。これに対して社会的出来事の記憶は，**自分の生育歴の中で見聞きした出来事**，つまり新聞やテレビなどのマスコミや書物，あるいはインターネットなどのメディアを通じて獲得した記憶，といえます。先ほど挙げた2つの例文（「昨日の夕方，職場からの帰り道，ふと見覚えのある顔が見えたので，思い切って声をかけてみると，しばらく会っていない友人だった」「1969年7月20日，アポロ11号に搭乗したニール・アームストロング船長とバズ・オルドリン操縦士が，人類で初めて月面に着陸した」）のうち，前者が自伝的記憶，後者が社会的出来事の記憶にあたります。

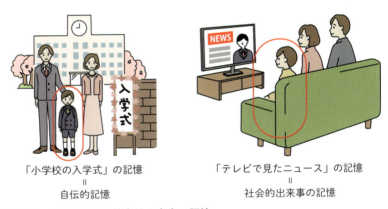

「小学校の入学式」の記憶
＝
自伝的記憶

「テレビで見たニュース」の記憶
＝
社会的出来事の記憶

図 1-4　自伝的記憶と社会的出来事の記憶
赤枠内は記憶を形成する主人公（語り手）です。

意味記憶

ここまで5W1Hに対応するエピソード記憶についてみてきましたが，宣言的記憶にはもう1つ**意味記憶**があります。意味記憶と

は，簡単に言えば**学習によって習得される知識**のことです。例えば「赤くて丸い，ちょっと酸味のある果物で，青森県や長野県でよく栽培されている」という記載から，多くの人は「りんご」という単語を想起するでしょう。逆に「りんご」という単語が意味するところは，「赤くて…栽培されている」という内容になります。これが語の意味記憶です。エピソード記憶の内容が5W1Hに対応していたのと比較すると，両者の違いがわかるのではないでしょうか。

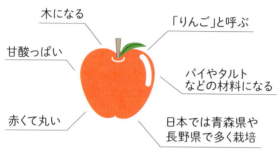

図 1-5 「りんご」の意味記憶情報

意味記憶が障害されるとどうなるか？

　意味記憶が進行性，かつ選択的に障害される疾患を意味性認知症と呼びます。意味性認知症を診断する際には，単語の意味，ことわざの意味などを患者さんに質問します。典型例の診察場面では，次のような反応がみられます[7]。

検査者：利き手はどちらですか？
患　者：利き手って何ですか？
検査者：（！）

検査者：（鉛筆を呈示して）これは何ですか？
患　者：……。
検査者：「え」がつきます。

患　者：え……？
検査者：えんぴ……？
患　者：あ，えんぴ，ですか……？
⇨ 物忘れによる呼称障害の場合には，検査者が「え」「えん」のような手がかりを示すと正答に至ります。

検査者：「えんぴつ」とはどういうものですか？
患　者：えんぴつ？　えんぴつって何でしょうか？

検査者：猿も木から……
患　者：猿も木から，ですか？
⇨ ことわざの意味記憶が障害されていない場合は，検査者が「猿も木から……」と言えば，患者は「落ちる」と答えることができます。これを「補完現象」と呼びます。

検査者：猿も木から落ちる，とはどういう意味ですか？
患　者：猿が木から落ちた，ということです。

　意味記憶には，語の意味だけではなく，記号の意味，相貌（人の顔かたち）の意味なども含まれます。地図に用いられている「卍」（お寺）などの記号，街中で見かけるピクトグラムなどにも，それぞれの意味があります。

図 1-6　このイラストは「非常口」という「意味」を持つピクトグラムです

　計算式で「＋」や「÷」の記号が意味するところは小学校の算数で学んでいます。相貌の意味，というとわかりにくいかもしれませ

んが，人間の顔には性別，年齢，人種などの情報が反映されているほかに，名前と一対一の対応があり，また所属先，家族関係など，固有の意味を持っています。右側頭葉前部が強く萎縮する認知症疾患（左側頭葉前部が強く萎縮する意味性認知症の鏡像になる）では，相貌の意味記憶が障害されることが報告されています（第3章参照☞p.80）。

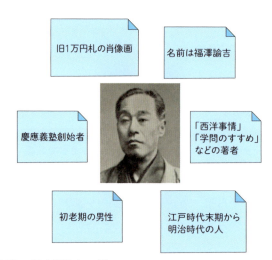

図 1-7　「相貌の意味記憶」の例
「初老期の男性」以外に，相貌はここに挙げたような多くの情報（意味）を含んでいます。
[写真は国立国会図書館「近代日本人の肖像」（https://www.ndl.go.jp/portrait/）より転載]

> **column**
>
> **エピソード記憶と意味記憶は完全に分けられるか？**
>
> 　Tulving がエピソード記憶と意味記憶の分類を提唱して以来，この2つは完全に分離することができるか，独立した記憶システムと考えてよいか，という点について，論争が続いてきました。どんな知識も，最初に獲得した時点ではエピソード記憶として脳内に記録され，それが繰り返されるうちに知識，すなわち意味記憶として定着する，と考える立場があります。『情報処理心理学入門』[3)]には次のように記載されています。
>
> 　「あなたの犬に関する最初の経験は，ペットとしての犬やぬいぐるみの犬に由来しているかもしれない。そのとき，しっぽは，そこをつかんで引っぱるといったような便利な遊びの対象であったかもし

014

れない。しっぽという概念は，しっぽについてのあなたの経験によってエピソード記憶の中に組み込まれるだろう。しかし，年を経る間に，あなたは多くのさまざまな犬や，多くのさまざまな動物，したがって，いろんなしっぽに出会うだろう。すると，犬やしっぽについてのあなたの知識は，かなり一般的なものになり，特殊な具体例にはあまり依存しなくなる。しだいに，ほとんどの犬がしっぽをもっていることを認識するようになり，この結果が意味的知識となる。そしてついには，意味論的記憶内のほとんどの情報源が特定のできごと（エピソード）であったという事実を見失うようになる。」

[リンゼイ P.H., ノーマン D.A.（著），中溝幸夫，箱田裕司，近藤倫明（共訳）『情報処理心理学入門Ⅱ．注意と記憶』，p.159]

その一方で，人間の発達過程で先に獲得されるのは意味記憶で，エピソード記憶を獲得するのはそれよりも後である，と考える立場もあり，エピソード記憶と意味記憶の概念を提唱した Tulving も，この立場をとっています[14]。例えば幼児が犬を見て「ワンワン」と言うのは，目の前にいる動物と「ワンワン」という語の間に意味と対象の関係が成立していることを示します。幼児は物心がつく前に何回も，犬を見ながらお母さんが「ワンワン」と言うのを聞く，というエピソードを経験するうちに，「ワンワン」の意味記憶を獲得した（「ワンワン」が「犬」を意味する，という知識が成立した）と考えられます。しかし物心がつく前の幼児は個々のエピソードについては記憶していないでしょう。すなわち，エピソード記憶の形成は意味記憶の形成よりも後になる，ということです。

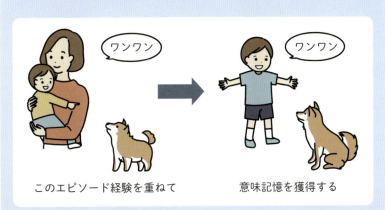

図 1-8　記憶形成の順序
物心がつく前の幼児は左図のエピソードは記憶していません。したがってエピソード記憶は意味記憶よりも遅れて形成されます。

> **column**

> ## 語義失語と意味記憶障害，意味性認知症[7]
>
> 　語義失語（word meaning aphasia）という用語は，日本で 1940 年代に井村恒郎先生が記載されたのが嚆矢とされます。井村先生は新しい失語症の一分類として記載しましたが，語義失語の中核症状は語の意味記憶が選択的に障害されることであり，実は 19 世紀末に Arnold Pick が記載した進行性超皮質性感覚性失語の症例にみられたものと同じであること，その本態が言葉の意味記憶障害であることが，1990 年代初頭に田邉敬貴先生により紹介されました。時を同じくして，英国から意味性認知症という疾患概念が提唱され，その症状は語義失語と同じであることも，田邉先生が指摘されています[15]。
>
> 　井村先生の著書『失語症論』[1] には語義失語の一例として次のような記載があります。
>
> > 　10 個の物品を前に置いて，その名を聞かせて選択させる。
> > 「筆をとってください」→「フデをとると……フデといいますと……これフデですか」と言ってマッチを手にする。
> > 「くしは」→「クシ……クシっていうのはなんですか」
> > 「きせるは」→「キセル……キセル……」といいつつ自動車の玩具に手を出し，「どうしてこうわからんのか」と言う。
> >
> > [井村恒郎『失語症論』, p.29]
>
> 　これらの反応は意味性認知症の患者さんにみられるのと同様の反応であることが理解できるでしょう。

■ 手続き記憶

　ここまで，エピソード記憶と意味記憶という宣言的記憶についてみてきましたが，次に宣言的記憶の対となる**手続き記憶**について学びます。

　Squire の分類では，手続き記憶は**技能，プライミング，単純な古典的条件づけ，その他**に分けられますが，いずれも言語で説明することが難しい**非陳述記憶**と呼ばれます。宣言的記憶が陳述記憶と呼ばれていたのとは対照的ですね。陳述というのは言葉で説明するという意味ですから（裁判の報道で「検察側の冒頭陳述では……」という

フレーズを見聞したことがあるでしょう），非陳述記憶とは言葉で説明できない記憶という意味です。これまでみてきたエピソード記憶も意味記憶も，言葉で説明できましたが，これから説明する手続き記憶は，書いたり，話したりして言葉で説明することが難しいです。これを専門用語では潜在記憶（implicit memory；無意識に想起される記憶）と呼びます。

　ここでは技能とプライミングについて説明します。記憶障害を呈する健忘症の患者さんでも，手続き記憶は保たれている，という報告は多く，宣言的記憶と手続き記憶を分けて考える根拠となっています。

技能

　技能という言葉は日常生活でも接する機会が多いと思います。イメージしやすいのは「自転車の乗り方」など，対象物を操作するためのテクニックでしょうか。手続き記憶として評価する場合，運動技能学習，知覚技能学習，認知技能学習に分けて考えます[2]。自転車の運転は運動技能学習に相当します。知覚技能学習の課題としては，鏡映描写課題（図1-9のような装置を用いて，鏡に映った文字や形を描く）や回転盤追跡課題（回転する円盤上に設定された標的に，一定時間，ペン先を接触させておく），両手協応動作課題（第2章参照☞p.42），などが用いられます。また左右反転させた文字を読む，鏡像文字音読課題も，知覚技能学習課題として用いられます。認知技能学習として「ハノイの塔」「トロントの塔」などのパズルが課題として用いられています。

記憶する内容に基づく分類　　**017**

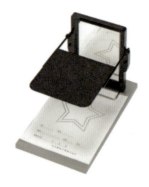

図 1-9　鏡映描写器
被検者は，手元を見ずに鏡の像を見て星型の輪郭を描く，という課題に取り組みます。
〔(株) SANKA のウェブサイトより転載〕

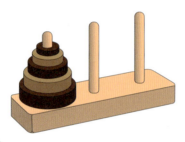

図 1-10　ハノイの塔
できるだけ少ない手数で左の棒にある円板を右の棒に移動させる，というパズルです。
①1 回に 1 枚だけ円板を移動させることができる，
②小さい円板の上に大きな円板は置けない，という条件があります。
ちなみに，この課題は高校数学で習う漸化式の考え方で解決できます〔n 枚の円板を移動させる手数を a_n とすると，$a_n=2a_{n-1}+1$，$a_1=1$ が成立し，一般項 $a_n=2^n-1$　となることから，全部の円板を移動させるのに必要な手数は（2^n-1）回である〕。

「ハノイの塔」を用いた手続き記憶の研究に，Cohen ら[10] の報告があります。さまざま疾患による健忘症 12 例〔内訳は両側側頭葉切除後（この症例は有名な症例 H. M. です。詳しくは第 3 章 [☞ p.66] をご参照ください），右後大脳動脈領域の血管病変，単純ヘルペス脳炎，第三脳室腫瘍，閉鎖性頭部外傷，前交通動脈の動脈瘤破裂〕と健常対照 8 例に，認知技能学習課題である「ハノイの塔」を行わせたものです。いずれのグループでも，回数を重ねるうちに最少の手数（5 枚の円板を用いた

ので31手）で遂行できるようになり，学習効果がみられた（手続き記憶は獲得できた）一方で，どのような方略を用いたのかを言語化することはできず，さらに健忘症例群では課題を行ったこと自体を忘れていた（エピソード記憶は形成されなかった），とされています。この結果は，手続き記憶とエピソード記憶が異なる神経基盤による，という見解を支持するものとして捉えられています。

プライミング

手続き記憶の2つめの項目はプライミングです。

心理学領域では1970年代から研究対象とされてきましたが，臨床の場面で目にする機会が少なく，聞き慣れない用語だと思います。簡単に言えば「物事を想起するための手がかり」となるでしょうか。プライム（prime）という動詞には「前もって教え込む」という意味があるそうです。WEB公開されている「脳科学辞典」には，プライミング効果として，次のように説明されています。

「プライミング効果とは，先行する刺激（プライマー）の処理によって，後続刺激（ターゲット）の処理が促進または抑制される効果と定義される。抑制される場合には，特にネガティブプライミング効果と呼ばれることもある。日常的には，混雑している街の中で，不意に知らない人物の顔が目に飛び込んで来た場合，実はその人物は毎日の通勤電車の中で知らず知らずのうちに見かけていた，などの場面で経験される。」

[月浦崇「脳科学辞典 プライミング効果」doi:10.14931/bsd.1417（2014）]

これだけでは理解が難しいかもしれません。心理学の実験を例に具体的に説明してみましょう。

被験者に，あらかじめ「しんりがく」という単語（プライマー）を呈示した後で，「○ん○がく」（ターゲット）の○を埋めなさい，という課題を行わせると，「しんりがく」という単語を呈示しない場

合よりも成績がよい，という実験結果があります（図1-11）。これは，ある刺激が呈示されると，その刺激についての何らかの情報が保持され，後に同じ刺激を目にした際に，処理を促進する働きをすることによる，と考えられます[12]。

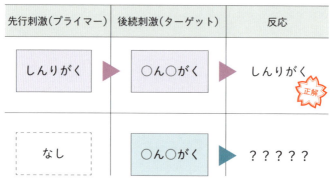

図1-11　プライミング効果のイメージ

　記憶障害の評価でプライミング効果を検査する意義については，一過性全健忘（第2章参照☞p.43）でプライミング効果が維持されていることを示した数井裕光先生の論文[13]，語義失語を呈する左側頭葉型ピック病（現在は意味性認知症として捉えられます）で単語完成課題，ことわざ完成課題におけるプライミング効果がみられないことを示した池田学先生の論文[11]などがありますので，詳しく知りたい方は，それぞれの論文をご参照ください。

記憶情報を保持する時間に基づく分類

ここまでみてきたのは，記憶する内容に基づく記憶の分類でした。ここからは記憶する内容（情報）を保持する時間（どのくらい長い時間，記憶していられるか）という観点から分類します。

臨床医学では**即時記憶**，**近時記憶**，**遠隔記憶**という3つの分類を用います。日本語ではイメージしにくいですが，英語ではそれぞれ immediate memory, recent memory, remote memory と呼ばれており，こちらのほうがわかりやすいかもしれません。immediate（即時の），recent（最近の），remote（遠い昔の）は，いずれも回想する現時点から遡る時間的な距離，ということです。

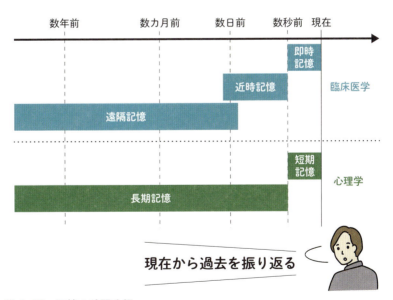

図 1-12　記憶の時間分類

即時記憶

　即時記憶は**数秒間の情報保持能力**で，ランダムな数字の並びを覚える，という検査で測定されます。1秒間に1個の数字を読み上げ，何桁まで覚えておくことができるか，という**数唱**（digit span）という行為は，記憶の一面を表していますが，臨床医学では記憶の能力というよりも，注意機能として扱われることが多く，代表的な記憶検査である WMS-R でも，数唱は「注意/集中力」というカテゴリーの下位検査に属しています。なお，健常者の digit span は，平均が7±2桁，とされています。この7±2桁を認知心理学ではマジカルナンバー（magical number）と呼び，人間の記憶メカニズムを解明する際にキーとなる数字でもあります。

> ### column
>
> #### マジカルナンバー
>
> 　単純に数字の系列を覚える課題では，数字のひと桁ひと桁が情報の単位となり，○桁の数字として記憶されますが，情報の単位にはほかの表現もあります。例えば「110119104115171」は数字列として見れば15桁ですが，前から3桁ずつ区切れば，警察，消防，番号案内サービス，電報，災害用伝言ダイヤル，という5つの情報単位となります。「あおきいろあか」はひらがなの文字列では7桁ですが，青，黄色，赤という漢字に置き換えれば3つの情報単位，信号機の色と考えれば1つの情報単位になります。認知心理学ではこの情報単位を「チャンク」という言葉で呼び，人間が1度に記憶できるチャンクが7±2と考えられます[4]。
> [ロフタスG. R., ロフタスE. F.(著), 大村彰道 (訳)『人間の記憶. 認知心理学入門』, p.63]

近時記憶と遠隔記憶

　近時記憶は数分間～数日間という，**現時点から時間的に近接している範囲の記憶**です。「今朝は何を食べましたか？」といった質問は近時記憶の検査に該当します。遠隔記憶は近時記憶よりも時間的に離れた，**週から年といった時間単位で遡るエピソード**についての

記憶です。成人に「通学した小学校の名前を教えてください」と質問するのは遠隔記憶の検査です。

　なぜ近時記憶と遠隔記憶を分けて考えるのか，といえば，情報処理される脳部位が異なる，患者さんによって近時記憶が強く障害されるが遠隔記憶はそれほど障害されていない，というケースがみられる，などの理由が挙げられます。この点について，山鳥重先生の『記憶の神経心理学』[9]から引用します（より詳しい説明は原書をお読みください）。

> 「近時記憶と遠隔記憶の間に時間的な境界がはっきりあるわけではない。しかし，この二つがかなり性質を異にしていることは，頭部外傷や脳炎などで記憶障害を起こした人を経験すると，よく分かることである。このような人の場合，程度の差はあれ，ここ何か月かの（最近の）出来事は忘れているが，それより古いことには特別な影響がないことが多い。（中略）これらの事実は，記憶として貯蔵される時間の差が，記憶の安定化にある影響を与えていることを示唆している。」
>
> [山鳥重『記憶の神経心理学』, p.12]

　一方，心理学では**短期記憶**，**長期記憶**という用語が用いられていますが，短期記憶は即時記憶に，長期記憶は近時記憶と遠隔記憶に，それぞれ相当します。短期記憶に一時的に貯蔵された情報が，長期記憶に転送され，記憶痕跡として定着する，というような表現が用いられます。認知心理学の記憶モデルでは，短期記憶の前に**感覚記憶**というさらに短時間の情報処理過程の存在を想定し，感覚貯蔵庫→短期貯蔵庫→長期貯蔵庫の順に情報が転送される，という表現も用いられます（図 1-13）[4]。

記憶情報を保持する時間に基づく分類　　**023**

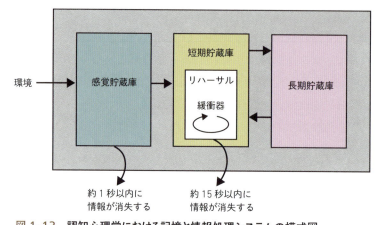

図 1-13　認知心理学における記憶と情報処理システムの模式図
[Loftus GR, Loftus EF：Human Memory：the processing of information. Psychology Press, 1976, p.8 より転載]

　「記憶は，短期記憶と長期記憶の二つの段階に分かれている。短期記憶はわれわれが電話番号を憶えようとするときのように，口の中で何度も復唱（リハーサル）することによって脳の中に短時間保持できる型の記憶である。（中略）より長期的に残る記憶は，長期記憶といい，手帳やメモは必要ないほど確実に脳の中に書きこまれたのである。消え易い短期記憶から長期記憶に移ることを記憶の固定化という」

[塚原仲晃『脳の可塑性と記憶』，p.113]

　これは塚原仲晃先生の『脳の可塑性と記憶』[8]の一節ですが，短期記憶と長期記憶，記憶の固定化の本質が明快に説明されているため，ここに引用しました。

本章のまとめ

- 記憶を獲得，想起する過程として登録（記銘），保持，再生があり，さらに記憶が長期的に定着する固定化，という過程が存在します。

- 記憶は内容から宣言的記憶と手続き記憶に大別されます。

- 宣言的記憶はエピソード記憶と意味記憶に分けられます。エピソード記憶は出来事の記憶，意味記憶は知識に相当します。

- 手続き記憶には技能，プライミングなどがあります。

- 記憶の時間的な分類として，即時記憶，近時記憶，遠隔記憶があります。即時記憶は心理学での短期記憶，近時記憶と遠隔記憶は心理学での長期記憶に，それぞれ相当します。

─────────── 確認のための **Q & A** ───────────

次の記述はどのような記憶に該当しますか？

Q1 電話をかけるため，アドレス帳で調べた番号を覚えておく

Q2 今朝は通勤の電車で珍しく座ることができた

Q3 昨年の今ごろは西日本の各地で大雨が続いていた

Q4 日本の首都は東京である

Q5 「弘法も筆の誤り」とは「達人でも失敗することがある」という意味である

Q6 小学校1年生のときに運動会の徒競走で一番になった

Q7 パソコンの入力でブラインドタッチをマスターする

A1 即時記憶
A2 エピソード記憶　近時記憶
A3 エピソード記憶（社会的出来事の記憶）　遠隔記憶
A4 意味記憶
A5 意味記憶
A6 エピソード記憶（自伝的記憶）　遠隔記憶
A7 手続き記憶

文献

※「雑誌掲載論文」はすべてインターネット上でアクセス可能です。

書籍
1) 井村恒郎：失語症論．みすず書房，2010，p.29
2) 樫林哲雄，數井裕光：記憶障害の評価．田川皓一，池田学（編）：神経心理学への誘い．高次脳機能障害の評価．西村書店，2020，pp.181-190
3) リンゼイ P.H.，ノーマン D.A.(著)，中溝幸夫，箱田裕司，近藤倫明（共訳）：情報処理心理学入門Ⅱ．注意と記憶．サイエンス社，1984，pp.155，159（Lindsay PH, Norman DA：Human information processing. An introduction to psychology. 2nd edition. Academic Press, 1977）
4) ロフタス G.R.，ロフタス E.F.(著)，大村彰道（訳）：人間の記憶．認知心理学入門．東京大学出版会，1980，pp.10-14，63（Loftus GR, Loftus EF：Human Memory：the processing of information. Psychology Press, 1976）
5) 太田信夫：エピソード記憶．太田信夫（編）：エピソード記憶論．誠信書房，1988，pp.1，14
6) Squire LR（著），河内十郎（訳）：記憶と脳──心理学と神経科学の統合．医学書院，1989，p173（Squire LR：Memory and Brain. Oxford University Press, 1987）
7) 田邉敬貴：痴呆の症候学＜神経心理学コレクション＞．医学書院，2000，pp.58-60
8) 塚原仲晃：脳の可塑性と記憶．紀伊國屋書店，1987，p.113
9) 山鳥重：記憶の神経心理学＜神経心理学コレクション＞．医学書院，2002，p.12

雑誌掲載論文
10) Cohen NY, Eichenbaum H, Deacedo BS, et al：Different memory systems underlying acquisition of procedural and declarative knowledge. Ann N Y Acad Sci 1985；444：54-71.
11) 池田学，田辺敬貴，橋本衛，他：語義失語と priming─潜在記憶と顕在記憶の観点から─．失語症研究 1995；15：235-241.
12) 川口潤：プライミング効果と意識的処理・無意識的処理．心理学評論 1983；26：109-128.
13) 數井裕光，田辺敬貴：一過性全健忘症にみる記憶障害．神経心理 1996；12：169-177.
14) 太田信夫，小松伸一：エピソード記憶と意味記憶．教育心理学研究 1983；31：63-79.
15) 田辺敬貴，池田学，中川賀嗣，他：語義失語と意味記憶障害．失語症研究 1992；12：153-167.

第 **2** 章

記憶障害の分類

本章の目標

■ 逆向性健忘と前向性健忘，それぞれの特徴を理解します。

■ 臨床的に特に重要なのはエピソード記憶の障害です。具体的にどのような症状がみられるのかを理解します。

■ 一過性全健忘，てんかん性健忘といった特殊な記憶障害を理解することで，臨床の幅が広がります。

■ 失語や失認，作話や見当識障害と記憶障害がどのように違うのか，それぞれの特徴を把握し，記憶障害の鑑別に役立てます。

　本章ではまず，記憶障害の発症より前のことを思い出せないのか，発症後のことを覚えられないのかという時間関係に基づく記憶障害の分類（前向性健忘および逆向性健忘）について理解します。これは記憶障害を診るうえで基本的な視点の1つとなります。そして，第1章で学んだ記憶の分類に基づいて，それぞれの記憶が障害されると，どのような症状がみられるのか，エピソード記憶の障害，意味記憶の障害，手続き記憶の障害の内容を紹介します。臨床的によく遭遇するのはエピソード記憶の障害ですので，この特徴を理解することが肝要です。

　また，遭遇する機会は多くありませんが，臨床的には重要と考えられる特殊な記憶障害として，一過性全健忘，てんかん性健忘を紹介します。最後に，記憶障害と鑑別が必要となる失語，失認との相違，記憶障害と似た症状を呈する作話，見当識障害などについても説明します。少し難しいかもしれませんが，記憶障害の「面白い」ところでもありますので，ぜひ目を通してみてください。

イントロダクション

第1章の内容を受けて、この章では記憶障害の分類について説明します。基本的には記憶の分類に対応して記憶障害の分類が行われることになりますが、第1章では扱われなかった別の要素が出てきます。それは「記憶障害の原因となる疾患との時間関係」、つまり発症から遡って記憶が障害されるのか（思い出せない）、発症後に記憶が形成できなくなるのか（覚えられない）、という視点です。

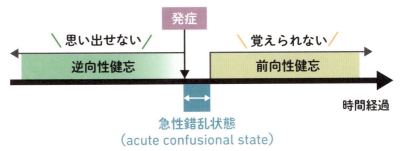

図 2-1　時間経過から分類した記憶障害

過去の事象を想起できないのか、新たな事象を覚えられないのか

記憶障害の原因となる疾患の発症を起点として、発症前の記憶を想起できない場合を**逆向性健忘**、発症以後の記憶を形成できない場合を**前向性健忘**と呼びます。逆向性健忘は発症前に獲得した記憶の想起障害、前向性健忘は発症後の新たな記憶形成の障害といえます。

ここで、健忘という言葉が出てきました。臨床場面では健忘と記憶障害を意識して区別することはせず、同義語のように用いていますが、健忘の定義は「宣言的記憶の障害」になります。

なお、原因となる疾患が発症した直後は、特に急性疾患（脳血管障害、脳炎、頭部外傷など）の場合、意識障害を合併していることが多く、そもそも普通の会話をすることができないので、記憶を想起あるいは形成することは困難である、という点に注意する必要があ

ります。この時期は急性錯乱状態（acute confusional state）と呼ばれ，記憶障害の評価の対象からは外れます。急性疾患の発症直前の記憶も，想起が困難である場合が多くみられます。

　また，記憶に限局した障害がみられ，記憶以外の知的機能が保持される病態を純粋健忘症候群と呼びます。この病態では前向性健忘および逆向性健忘の両者がみられます（即時記憶は保持されます）。その一方で，報告例は少ないものの，前向性健忘のみがみられる病態，逆向性健忘のみがみられる病態も存在し，それぞれ純粋前向性健忘（孤立性前向性健忘），孤立性逆向性健忘と呼ばれます。

　なお，前向性健忘および逆向性健忘は，宣言的記憶を対象とした分類であり，手続き記憶についての「逆向性の障害」という概念は一般的ではありません。「手続き記憶すべてを侵す逆向性障害というものは報告されていない」[4]［山鳥重『記憶の神経心理学』, p.110］，とされています。数十年ぶりに自転車に乗ったところ，ちゃんと運転できた，イチロー選手が，50歳を超えても130 km/時を上回るスピードボールを投げられる，などのエピソードは，いったん獲得した技能が終生保持されることを示唆しています。臨床の場で手続き記憶の評価を行う際は，新たな技能を獲得できるかという観点，すなわち「前向性の障害」が存在するか，を診ることが多いようです。

column

失行と手続き記憶の障害

　運動機能や認知機能に障害がなくても，目的に沿った行為を遂行できない，失行という症状があります。
・肢節運動失行：後天的に獲得した習熟動作（机の上のコインをつまむ，ポケットに手を入れるなど）の障害
・観念性失行：日常的な道具を使用する能力の障害（前提として，道具の意味記憶は保持されています）
　肢節運動失行および観念性失行を，習熟動作あるいは道具使用についての手続き記憶の障害と考えれば，いずれの手続き記憶も，原因となる疾患の発症以前に獲得したものであるため，失行症状は手続き記憶の逆向性障害である，と捉えられるかもしれません[3]。

エピソード記憶の障害

　最も広くみられる記憶障害のタイプで，「物忘れ」と呼ばれる症状はほとんどの場合，エピソード記憶の障害を意味します。記憶障害を呈する代表的な認知症疾患であるアルツハイマー病では，エピソード記憶の障害がメインの症状となります。診察時にしばしば聴取される「同じことを何度も言う」という症状は，自分が言ったことを記憶できない（そのために数分前に言ったことを忘れている），という前向性健忘の存在を示しています。

検査者：今朝は何を食べましたか？
患　者：あれ，何を食べたっけなあ……。
⇨ 朝食を摂ったエピソードを覚えていない

検査者：（再診の患者さんに）前にここで私と会ったことがありますか？
患　者：いえ，今日が初めてです。
⇨ 前に検査者に会ったエピソードを覚えていない

　認知症のスクリーニング検査として用いられる長谷川式認知症スケール（詳細は第4章参照☞ p.106）で，3単語の直後再生は可能（即時記憶はある程度保たれている）でも遅延再生はできない，というのも，前向性のエピソード記憶の障害と考えられます。典型的なアルツハイマー病の患者さんでは，次のようなやりとりがみられます。

検査者：これから私が言う3つの言葉を覚えてください。後でもう1度言ってもらいますので，よく覚えておいてください。さくら，ねこ，電車。

患　者：さくら，ねこ，電車。

検査者：はい。合っています。

⇨即時記憶は保持されている

検査者：では，100から7を引くと？

患　者：93。

検査者：そこから7を引くと？

患　者：……87？（正解は86）

⇨繰り下がりのある計算はできないことが多い

検査者：今度は私が言った数字を逆に言ってください。6，8，2。

患　者：2，8，6。

検査者：3，5，2，9。

患　者：9，2，3，5（正解は9，2，5，3）。

⇨4桁の数字の逆唱は難しいことが多い

検査者：では，さっき私が言った3つの言葉を言ってみてください。

患　者：あれ，何だったっけな……覚えていない……。

⇨近時記憶は障害されている

　その一方で，認知症の患者さんが昔のことはよく覚えている，ということも稀ではありません。この場合，逆向性健忘はみられないか，発症前の比較的短期間に限られている，ということが推測できます。なお，認知症などの神経変性疾患は，ゆっくりと進行し，初期症状も正常と区別することは難しいことが多いため，発症時期を厳密に特定することは困難です。

034

column

自伝的記憶の分類

　自伝的記憶をさらに，自伝的エピソード記憶と自伝的意味記憶に分類する，という考え方があります。自伝的エピソード記憶の例としては小学校に入学したときの記憶（入学式には両親と参加したなどの具体的なエピソードの記憶）が，自伝的意味記憶の例としては小学校1年生のときの担任の先生の情報（山田一郎という男の先生だった），などが挙げられます[2,16]。

　正常な加齢では自伝的記憶のエピソード的要素は衰弱しますが，意味的要素は活性化されること，健忘型軽度認知機能障害（amnesic MCI）では自伝的エピソード記憶が障害され，自伝的意味記憶は比較的保持されること，アルツハイマー病では病初期から自伝的エピソード記憶，特にエピソードの詳細な点が障害され，病中期以降になると自伝的意味記憶が障害されることが報告されています[2]。

　前章で幼児が意味記憶→エピソード記憶，の順に獲得していく可能性を紹介しましたが[☞ p.15]，アルツハイマー病では逆の順序で障害される，というのは，人間の記憶形成のメカニズムを考えるうえでも大変興味深いですね。

column

逆向性健忘の時間勾配

　逆向性健忘を呈する患者さんで，過去の出来事ほどよく覚えている一方，最近の出来事ほど忘れている，ということがしばしばみられます。これを逆向性健忘の時間勾配（temporal gradient）あるいはリボー（Ribot）の法則と呼びます。Kopelman の研究[14]によれば，アルツハイマー病およびコルサコフ症候群の症例群では，幼少期，早期成人期，近年の記憶について，自伝的な出来事，個人的な意味事象，社会的出来事の記憶のいずれも，幼少期の記憶ほど想起される割合が高く，最近の記憶ほど想起される割合が低かったことが示されています（図2-2 ☞ 次ページ）。

　このメカニズムとして，最近の出来事（近時記憶）を処理する脳部位と，遠い過去の出来事（遠隔記憶）を貯蔵する脳部位が異なる，という理由が想定されています。例えば，初期のアルツハイマー病の患者さんは逆向性健忘の時間勾配を示すことが多いのですが，これは近時記憶を処理する海馬，側頭葉内側が病初期に変性をきたす一方，遠隔記憶を貯蔵する大脳新皮質（主に前頭葉，側頭葉外側）は進行期まで変性を免れるため，と考えられています[14]。

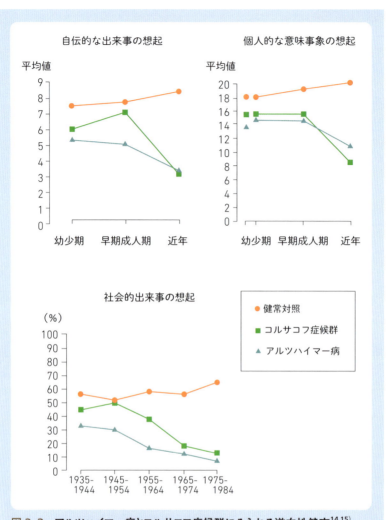

図 2-2　アルツハイマー病とコルサコフ症候群にみられる逆向性健忘[14,15)
各グラフの横軸は時間経過，縦軸はイベントや情報を想起できた割合を示します。
[Kopelman MD, Marsh L：Autobiographical memory in amnesia. Rev Neuropsychol 2017；9：219-227 および Kopelman MD：Remote and autobiographical memory, temporal context memory and frontal atrophy in Korsakoff and Alzheimer patients. Neuropsychologia 1989：27：437-460 より改変して転載]

column

人生の時間軸とエピソード記憶

　人生を幼少期，青年期，現在（初老期）に分類すると，自伝的記憶の想起について，健常者では幼少期の記憶は乏しく，青年期の記憶は鮮明に想起され，現在の記憶は想起される割合が最も高い，とされます（図2-3）[2]。生後3年までの記憶を想起することができず，10歳以前のエピソード経験を想起することが難しい，という状況は，小児性健忘と呼ばれます。これは，5歳頃まではエピソード記憶を形成する脳部位が十分に発達していないため，と考えられています。次いで10〜30歳にかけては多くの記憶を想起することができますが，この現象をレミニッセンスバンプ（reminiscence bump）と呼びます（reminiscent：思い出す，bump：こぶ）。青年期から早期成人期にかけて，人生で初めて経験するエピソードが多く，また自我を形成する時期とも重なっていること，情動を喚起するようなエピソードが多く経験されること，などが，レミニッセンスバンプの背景にあると考えられています。最後に，現在から時間的に近接した期間の記憶が最もよく想起される，という現象は新近性効果と呼ばれます。これまでの人生という長い時間軸で考えると，最近数年間のエピソードは近時記憶と考えることもできます。

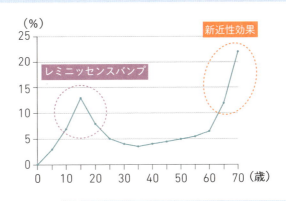

図2-3　人生の時間軸における自伝的記憶の想起頻度[2]
横軸は年齢，縦軸はそれぞれの年代におけるエピソードが想起される割合を示します。
[Meléndez JC, Satorres E：Autobiographical memory as a diagnostic tool in aging. In：Martin CR, Preedy VR, Rajendram R（eds）：Assessments, Treatments and Modeling in Aging and Neurological Disease：The Neuroscience of Aging. Academic Press, 2021, p307 より改変して転載]

　単語リストを学習する心理学実験の課題では，最初に呈示された単語と最後に呈示された単語は，想起される率が高いことが知られており，それぞれ初頭効果，新近性効果と呼ばれます（図2-4）。

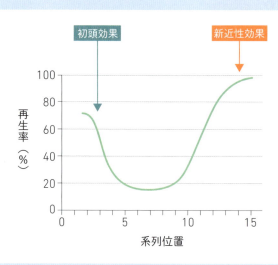

図 2-4 心理学実験における系列位置曲線
横軸はリスト内の単語の位置（順番），縦軸は単語の再生率を示します。
[Loftus GR, Loftus EF：Human Memory：the processing of information. Psychology Press, 1976, p.36 より作成]

　人生という時間軸で考えた場合にも，逆向性健忘の時間勾配（リボーの法則）や新近性効果がみられる，というのはエピソード記憶の性質を考えるうえで大変興味深いと思いませんか。

意味記憶の障害

　第1章でみたように，意味記憶とはいわゆる知識に相当するものですので，意味記憶の障害は，獲得した知識を想起できない，という症状としてみられます。意味性認知症（進行性の語義失語）では**語の意味記憶障害**がみられます。

検査者：野菜の名前をできるだけたくさん言ってみてください。
患　者：野菜ってなんですか？
⇨野菜，という語の意味が喪失している

　また，進行すると物品の意味記憶障害がみられることもありますが，この状態では物品を正しく使用することができなくなります。

検査者：（鉛筆を呈示して）これは何ですか？
患　者：……？
⇨「えんぴつ」という名前が出てこない
検査者：どのように使いますか？
患　者：……？
⇨鉛筆の使い方もわからない

　右側頭葉前部に病変を有する前頭側頭葉変性症では，相貌の意味記憶障害がみられ，顔を見ても誰かわからない，という症状がみられます。声を手がかりにしても人物同定ができない点で相貌失認と異なる，とされています。また，物品および建物の意味記憶障害がみられることも報告されています[13]。

手続き記憶の障害

　第1章でみたように，手続き記憶とは言語化することができない記憶で，臨床の場では主に技能，プライミングが評価の対象となります。

　手続き記憶を考えるときに，注意しなければならない点として，まず，どのような手続き記憶を診ているのか，という点が挙げられます。一口に手続き記憶といっても，広範な内容が含まれます。上記のとおり，臨床的に評価，検討の対象となる手続き記憶には，**技能**と**プライミング**がありますが，技能はさらに，運動技能，知覚技能，認知技能に分けられます。**運動技能**は自転車の乗り方や鉄棒の技（例えば逆上がり）など，身体をどのように使って目的を遂行するのか，というものです。**知覚技能**は，第1章で説明したような鏡映描写課題 [☞ pp.17, 18] や

こんにちは

のように，鏡に映された文字を読み上げる鏡像文字音読課題，図2-5に示す両手協応動作課題などで測定されるものです。**認知技能**は第1章で紹介した「**ハノイの塔**」[☞ p.18] などのパズルをどのように解決するか，というものです。自転車の乗り方とハノイの塔の解決方法が，まったく同じ脳内システムを駆動しているとは考えにくいことは，おわかりいただけるでしょう。

　次に注意する必要があるのは，**運動技能の習得**においても，初期には言語化した情報をもとにして，記憶を形成する一面がある，という点です。Marinelli ら[17]の総説によれば，運動系列の学習が成立する過程は，①認知期（cognitive stage），②運動期（motor stage），③自動化期（autonomous stage），に分類され，①の認知期

では主に言語化された情報によって，何をすべきか，を記憶します。したがって，この時期には宣言的記憶が形成される，ということです。②の運動期では，どのようにすべきか，を記憶し，この時期には宣言的記憶の占める割合は減少し，手続き記憶の占める割合が増大します。③の自動化期は，あたかも反射のように，スムースに運動が遂行される時期になります。

　自分の経験を振り返っても，新しく運動技能を習得する際には，手順を言語化して，一段階ずつ確認しながら反復練習した，という記憶があります。例えば自転車に乗る，という運動技能を獲得するプロセスを考えると，最初に「両手でハンドルを握り，両足でペダルを漕いで，左右のバランスをとりながら前に進む」という，言語が介在した情報を，動作に反映させる段階があります。次に，一連の手順を覚えた後に，効果的に運動を遂行するためのトレーニング段階（最初はバランスを崩したり，転んだりしながら，徐々に上達する）があり，最後は何も考えずに，勝手に身体が動く，という段階になります。もっとも世の中には，理想的な動きを見ただけで，直ちに自分の身体で再現できる，という天才的な身体能力を持っている人（いわゆるスーパーアスリート）が，確かに存在しますが。

　第3章 [☞ p.83] で説明しますが，手続き記憶，特に技能の神経基盤として，大脳基底核と小脳が注目され，それぞれの脳部位に変性を有する**パーキンソン病**や**ハンチントン病**，**進行性核上性麻痺**，**脊髄小脳変性症**などの変性疾患において，手続き記憶の障害がみられることが報告されています。パーキンソン病とアルツハイマー病の症例を対象として両手協応動作課題（図2-5）[12]を用いた運動技能学習の検討では，アルツハイマー病では課題を繰り返すことにより所要時間が短縮し，学習効果は3カ月後も維持されていた一方で，パーキンソン病では課題を繰り返すことで，一時的に所要時間の短縮がみられたものの，3カ月後には学習効果がみられなかったことが報告されています[11,21]。また進行性核上性麻痺症例を対象とした手続き記憶検査では，鏡映描写課題での技能習得，ハノイの塔課題

手続き記憶の障害　　**041**

で技能保持が困難であったことが報告されています[11]。さらに深く知りたい方は文献[19,20,22]をご参照ください。

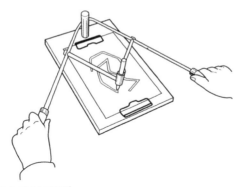

図 2-5　両手協応動作課題[12]
被検者は図のような機器を用いて決められた図形をトレースします。
[川合寛子, 河村満, 望月聡, 他：Alzheimer 型痴呆患者の手続き記憶に関する縦断研究. 脳神経 2002；54：307-311 より転載]

　なお，認知症患者さんの自動車運転技能を除けば，手続き記憶の障害が一般的な臨床で問題になることは，ほとんどありません[10]（認知症患者さんの自動車運転も，運転技能のみでなく，状況判断，遂行機能など，全般的な認知機能の影響を受けていますので，手続き記憶のみが関与する訳ではありません）。いわゆる「物忘れ」を主訴として受診する患者さんの多くは，宣言的記憶（特にエピソード記憶）が障害されているからです。
　したがって，本書の読者の方々には，このような記憶の障害があるのだということを理解いただければ問題ありません。そもそも手続き記憶の評価は，第 4 章 [☞ p.114] で紹介するように特殊な装置や特別な準備を要することが多いので，臨床研究のために記憶障害のタイプを厳密に調べる必要があるなどの特別な場合を除き，日常臨床でルーチンに検査を行うことはないのが現状です。

特殊な記憶障害

　ここからは特殊な記憶障害についてみていきます。紹介する一過性全健忘（transient global amnesia：TGA）とてんかん性健忘は，遭遇する頻度は高くありませんが，臨床的に重要なので，その不思議な特徴だけでもぜひ目を通してみてください。

● 一過性全健忘（TGA）

　突然発症する健忘で，強い前向性健忘と，発症前数カ月〜数年に遡る逆向性健忘がみられます。患者さんは**不安そうな表情**で何度も同じ質問を繰り返します。多くの場合，24 時間以内に自然軽快しますが，発症直前から発症中の記憶は回復しません。実際の症例を第 5 章で紹介していますので，ご参照ください [☞ p.146]。

　原因はいまだ解明されていませんが，脳血管障害，てんかん，片頭痛との関連性，可能性が考えられています。発症前に強い精神的あるいは身体的ストレスに晒されていた，という報告もみられます。Caplan[1]によれば，TGA の発症要因として，精神的ストレス，疼痛，血管造影，性行為，運動，冷水浴，入浴，車の運転，などが挙げられています。Caplan[1]および Hodges & Warlow[9]によるTGA の診断基準を呈示します（表 2-1，2-2）。

表 2-1　Caplan（1985）による TGA の診断基準[1]

1. 発作の開始についての正しい情報が得られる
　　これにより，てんかん性や外傷性の健忘を除外する

2. 発作中の患者は質問を繰り返すが，不自然な振る舞いはない
　　症候は健忘に限られている

3. 随伴する神経学的徴候は認められない
　　脳腫瘍や脳血管障害では通常健忘以外の神経症状が出現する

4. 記憶障害は一過性である
　　健忘症候群を呈する脳血管障害では発作が 24 時間以内に消失することは稀である
　　発作が 15 分以内に消失する場合，てんかんを除外することは困難である

［Caplan LB：Transient global amnesia. In：Frederiks JAM（ed）：Handbook of Clinical Neurology, vol 1. Clinical Neuropsychology. Elsevier, 1985, pp205-218 より作成］

表 2-2　Hodges & Warlow（1990）による TGA の診断基準[9]

1. 発作が目撃され，発作中の情報が得られる

2. 発作中，明瞭な前向性健忘が存在する

3. 意識障害や自己認識の障害は存在せず，
　　認知の障害は健忘に限られる（失語や失行は認められない）

4. 発作中，ほかの神経局在症候は伴わない

5. てんかんの徴候はない

6. 発作は 24 時間以内に消失する

7. 最近の頭部外傷の既往を有する患者，薬物治療中ないしは過去 2 年間にけいれん発作を有するてんかん患者は除外する

［Hodges JR, Warlow CP：Syndromes of transient amnesia：towards a classification. A study of 153 cases. J Neurol Neurosurg Psychiatry 1990：53：834-843 より作成］

■ てんかん性健忘

　てんかんと記憶障害の関連は，100年以上前から知られていましたが，近年，てんかん発作によると考えられる記憶障害の症例報告，てんかんと記憶障害の関係についての総説が出版され，TGAならぬ **TEA**（transient epileptic amnesia：**一過性てんかん性健忘**）という診断名も用いられるようになりました。一般的な認知度は低いのですが，治療可能であることから，臨床的には重要な病態と思われます。実際の症例を第5章に呈示しますので，ご参照ください [☞ p.159]。

　通常の記憶検査（前向性健忘を評価するための検査バッテリー）では検出することが難しい側頭葉てんかんの一種であり，繰り返す短時間の健忘発作のエピソードを特徴とします。発作はしばしば覚醒時に出現し，中年期以降にみられる，と報告されています。

　Zeman ら[24]による診断基準は次のとおりです。

表 2-3　**Zeman ら（1998）によるてんかん性健忘の診断基準**[24]

1.　繰り返す一過性の健忘が確認されている
2.　健忘発作の間も記憶以外の認知機能は正常であることが確認されている
3.　てんかんの診断が以下の項目によって裏づけられる ・脳波でのてんかん性異常活動が認められる ・てんかんの臨床的な特徴（舌打ちをする，幻嗅を感じるなど）が健忘発作と同時にみられる ・抗てんかん薬に反応して症状が改善する

[Zeman AZ, Boniface SJ, Hodges JR：Transient epileptic amnesia：a description of the clinical and neuropsychological features in 10 cases and a review of the literature. J Neurol Neurosurg Psychiatry 1998：64：435-443 より作成]

　TEA は側頭葉てんかんに属する一臨床症候群と考えられ，発作間欠期に「**加速的長期健忘**」「遠隔記憶（特に自伝的記憶）の障害」

「地理的な記憶の障害」を呈することが報告されています。「加速的長期健忘（accelerated long-term forgetting：ALF）」とは，TEA患者の50％程度にみられる症状で，いったんは記憶された（検査後30分程度までは正しく再生できる）情報が，それよりも長い期間では急速に忘れられてしまう，という現象を指します（図2-6）。TEAの詳細については文献[6,24,25]をご参照ください。

なお，TGAとTEAの特徴の比較を表2-4に示します[25]。

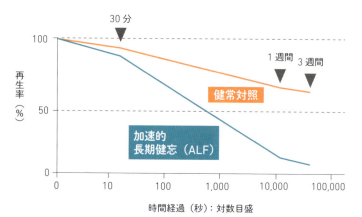

図2-6 「加速的長期健忘」を示すグラフ
縦軸は記憶検査課題での再生率，横軸は対数目盛での時間経過を示します。健常対照では30分→1週間→3週間と，ほぼ一定の傾きで再生率が低下していますが（緩やかに忘却が進んでいる），「加速的長期健忘」の例では30分を経過すると，グラフの傾きが増大し，急速に再生率が低下している（加速度的に忘却が進んでいる）ことが示されています。
Copyright©2011 Hindawi Publishing Corporation and the authors.
[Butler CR, Zeman A：The causes and consequences of transient epileptic amnesia. Behav Neurol 2011；24：299-305 より改変して転載]

表 2-4 TGA と TEA の比較[25]

	TGA	TEA
好発年齢	50 歳台以降	50 歳台以降
持続時間	4~6 時間	1 時間以内
発作期の記憶障害	重度の前向性健忘 種々の程度の逆向性健忘	前向性健忘と逆向性健忘が種々の程度で混在
合併症状	頭痛，悪心	幻嗅，自動症， 短時間の意識消失
発生状況	身体的ストレス（特に冷水浴），精神的ストレス	覚醒時
再発率，頻度	1 年で 6~10%の再発	1 カ月に 1 回の頻度
発作間欠期，発作後	数日~数カ月は何らかの症状が残るが永続的な後遺症はない	加速的長期健忘（ALF）， 遠隔記憶障害， 地理的な記憶の障害

［Zeman A, Butler C：Transient epileptic amnesia. Curr Opin Neurol 2010：23：610-616 より改変して転載］

記憶障害と鑑別を要する病態：
失語と失認

　物品を呈示されても言葉が出てこない，という症状は，記憶障害のほかにも，次のような症状に該当する可能性があります。

▌健忘失語
　喉まで出かかっているけれど出てこない（tip of the tongue）という場合は，「言おうとしている言葉を再生できない」という健忘失語の可能性が考えられます。語頭音（単語の最初の音）を手がかりに想起できる，複数の選択肢の中からであれば再認できる，という特徴があります。

▌語義失語
　前章の column［☞ p.16］で説明したとおり，語の意味記憶を喪失した状態です。語頭音が手がかりにならず，正解を呈示されても既知感がない，という特徴があります。

▌視覚性失認
　視覚という入力モダリティーを通した場合にのみ，物品が何であるのかわからない，という症状です。物品に触れることで正答できます。また楽器などは音を聞けば正答できます。

▌視覚性失語
　物品の名前を呼称することだけが障害されており，物品を見て，どのような用途で使うか，などの説明ができる点が視覚性失認との相違点です。

記憶障害の周辺：作話と見当識障害

健忘の原因疾患として有名な**コルサコフ症候群**は，前向性および逆向性健忘，作話，見当識障害，病識の欠如，を特徴とします。これらの症候を臨床的に鑑別することは，なかなか難しいのですが，どのような特徴があるのか，知っておく必要があります。

作話

記憶障害の患者さんが，質問に対して，事実とはかけ離れた場当たり的な言葉による辻褄あわせのような反応をすることがあります。これを作話と呼びます。

検査者：どのようなお仕事をされていましたか？
患　者：国会に勤めていた。○○党の役員をやっていたんだ（事実
　　　　は 30 年以上，同じ会社に勤務していた）。

患者さんは意図的に事実と異なることを話そう，嘘をつこうとはしていません。しかし記憶障害によって事実関係の認識を誤り，解釈に歪みが生じているために，一連のエピソードがバラバラとなり，また不安定となるため，それを補うために，自動的に事実に反したエピソードを述べてしまう，という機序が考えられています。出現する状況から，反応を促されなくても出現する**自発作話**と，質問に対してのみ受動的に誘発される**誘発作話**に区分されます。また語られる内容から**当惑作話**と**空想作話**に区分されます。

当惑作話は，質問された内容に関する記憶がない場合，過去の経験の一部を取り込んで答えを補うというものです。どのように答え

たらよいのかわからない，という当惑に対して，一時的な対処として事実とは異なる内容の話を無意識につくる，といえます。一方，空想作話は，過去に経験したことがない空想的な内容，当惑的な対応を超越した，空想的に展開するタイプの作話で，当惑作話よりも現実を逸脱し，願望充足的側面が強い，とされています。いずれのタイプでも，話をするたびに内容が変化する，ということがよくみられます。

　作話の検出方法として，「わからない」と答えるはずの質問をして，「わからない」と答えない場合に「作話である」と判定する方法があります。例えば，「10年前の○月×日は，どこで何をしていましたか？」と尋ねて，患者さんが具体的なエピソードを詳細に語った場合，作話の可能性が高いと考えられます。通常であれば10年前の○月×日，という限定された時点でのエピソードを，詳細に記憶していることはないからです[26]。

　自発作話の発現機序について，自伝的エピソード記憶の障害と前頭葉機能障害の関与（前頭葉腹内側面および眼窩面の障害）が示唆されています[15]。また記憶障害と作話の関係の詳細については文献[7]をご参照ください。

　作話とよく似ているものの，臨床的には区別して考える症状に記憶錯誤，妄想があります。

◾ 記憶錯誤

　過去に経験していないことを，実際にあったかのように追想すること，あるいは過去に経験した出来事を，誤った文脈，脈絡の中で追想する状態で，過去の事実が誤った時間や状況にはめ込まれる，というものです。**誤記憶**（過去の経験や事実を誤って追想する），**偽記憶**（過去に経験していないことを実際にあったこととして追想する），**重複記憶錯誤**（1つしかないはずの場所や人物，出来事がもう1つ存在するという主張）の3つに分けられます[26]。

050

重複記憶錯誤の例として，丸井和美先生らが報告された症例（物忘れを主訴に受診した86歳女性）[18]を紹介します。

　「大人の次女（引用者註：診察場面に同席）の他に，子どもの次女がもう1人いると考えているようで，次女にしきりに"○○はどこに行ったのか教えてよ？"と聞く。○○は自分だと答えても聞き入れず，"あんたが○○なのはわかってるわよ。ほら，もう1人いるでしょう"といいながら不安そうにおろおろし，次第に"○○が心配じゃないの？　あの子はまだ小さいんだから。冷たい人ねー"と怒り出す。目の前の次女が○○であることは否定せず，もう1人の次女がどこか別にいて，家に帰れないでいると確信している。」（伏せ字は引用者による）

[丸井和美，井関栄三，村山憲男，他. 精神医学 2006；48：508]

妄想

DSM-5-TR（米国精神医学会が発行する精神疾患の診断・統計マニュアルで，世界共通の診断基準として用いられています）では「相反する証拠があっても変わることのない固定した信念」と定義されています。アルツハイマー病やレヴィ小体型認知症では，物盗られ妄想，嫉妬妄想などの被害妄想がみられることが知られています[23]。

物盗られ妄想とは，財布などをどこにしまったのか忘れてしまい，みつからないときに，「盗まれた」と決めつけてしまう症状です。日本では女性にみられることが多く，身近な介護者（特に息子の妻）が犯人に仕立てられることが多い，とされます。

嫉妬妄想とは，パートナーが1人で外出している際に，浮気をしている，と思い込んでしまう症状です。患者さんが身体疾患のため1人で外出できず，一方パートナーは健康で留守がちであることが，嫉妬妄想を悪化させやすい，と報告されています[8]。

記憶障害の周辺：作話と見当識障害　　051

見当識障害[5]

　見当識とは，大雑把に周囲の状況をつかむ能力，自分を時間的環境，空間的環境の中に定位する能力であり，それぞれ時間の見当識（年，季節，月，日，曜日，時刻）と場所の見当識（国，地方，都道府県，市町村，建物）と呼ばれます。これらがわからなくなった状態を見当識障害と呼びます。物忘れの訴えで受診される患者さんに，「今日の日付を教えてください」と尋ねても答えられませんが，「いまいる場所はどこでしょうか？」と尋ねると「病院」と答えられるケースにしばしば遭遇します。これは，アルツハイマー病では時間についての見当識が場所についての見当識よりも早期から障害されるため，と考えられています。また，入院中の患者さんが「ここは自宅です」と言うことがありますが，これは周囲の状況が明らかに異なることを理解できていない影響（状況を判断することが障害されている）と考えられます。

　見当識障害は記憶障害と合併することも多く，重度の記憶障害では時間の見当識，場所の見当識がいずれも障害されます。しかしながら見当識障害の原因はさまざまであるため，記憶障害以外の原因や関与も考える必要があります。

本章のまとめ

- 記憶障害の原因となる疾患の発症時点を起点として，発症前の出来事を想起できない病態を逆向性健忘，発症後の新たな記憶が形成できない病態を前向性健忘と呼びます。この分類は主に宣言的記憶の障害について用いられます。

- 健忘症候群では一般に前向性健忘，逆向性健忘の両者がみられますが，稀に前向性健忘，逆向性健忘が単独で（孤立性に）みられることもあります。

- 物忘れ，という症状は多くの場合エピソード記憶の障害を指します。

- 意味性認知症では語の意味記憶または人物，物品，建物の意味記憶が障害されます。

- 大脳基底核や小脳の病変により手続き記憶の障害がみられることがあります。

- 記憶障害と鑑別を要する症状として，失語（健忘失語，語義失語，視覚性失語），失認（視覚性失認）があります。

- 記憶障害と関係が深い症状として，作話，記憶錯誤，妄想，見当識障害があります。

—————— 確認のための Q & A ——————

以下の記載はどのような記憶障害または症状に該当するでしょうか？

Q1 単純ヘルペス脳炎の患者さん（成人）が卒業した小学校の名前を思い出せない

Q2 自動車事故で頭部外傷を負った患者さんが，入院している病院の名前を覚えられない

Q3 認知症の患者さんが鉛筆を呈示されても何であるのかわからず，正解を呈示されても既知感がわかない

Q4 コルサコフ症候群の患者さんに「どのような仕事をしていましたか？」と質問したところ「長年，国会議員をしていました。○○党から出馬し，参議院議員を3期務めました。」と返答があった（事実は会社員であり，政治家活動は行ったことがない）

Q5 「なんだかわからなくなった」と救急外来を受診した患者さん。不安げな表情で「どうして私はここにいるの？」と何度も質問する。数唱は7桁，担当医が自己紹介しても名前を覚えられない。病院に来る直前の出来事も思い出せない

A1 逆向性健忘（自伝的意味記憶障害）
A2 前向性健忘
A3 語の意味記憶障害
A4 空想作話
A5 一過性全健忘

文献

※「雑誌掲載論文」はすべてインターネット上でアクセス可能です。

書籍
1) Caplan LR：Transient global amnesia. In：Frederiks JAM（ed）：Handbook of clinical neurology, vol 1. Clinical neuropsychology. Elsevier, 1985, pp.205-218
2) Meléndez JC, Satorres E：Autobiographical memory as a diagnostic tool in aging. In：Martin CR, Preedy VR, Rajendram R（eds）：Assessments, Treatments and Modeling in Aging and Neurological Disease：The Neuroscience of Aging. Academic Press, 2021, pp.305-314
3) 田辺敬貴，中川賀嗣：失行．精神科 MOOK No. 29．神経心理学．金原出版，1993，pp.130-145
4) 山鳥重：記憶の神経心理学〈神経心理学コレクション〉．医学書院，2002，p.110
5) 同書，pp.38-40

雑誌掲載論文
6) Baker J, Savage S, Milton F, et al：The syndrome of transient epileptic amnesia：a combined series of 115 cases and literature review. Brain Commun 2021；3：fcab038
7) 船山道隆，三村將：記憶障害と作話．Brain Nerve 2008；60：845-853.
8) Hashimoto M, Sakamoto S, Ikeda M：Clinical features of delusional jealousy in elderly patients with dementia. J Clin Psychiatry 2015；76：691-695.
9) Hodges JR, Warlow CP：Syndromes of transient amnesia：towards a classification. A study of 153 cases. J Neurol Neurosurg Psychiatry 1990；53：834-843.
10) 堀川悦夫，光武里織，田畑絵美，他：手続き的記憶．日本臨牀 2011；69（増刊号 8）：331-336.
11) 川合寛子，河村満，河内十郎：進行性核上性麻痺患者と Alzheimer 病患者の手続き記憶の検討─皮質下病変による長期保持の障害─．神経心理 1999；15：229-237.
12) 川合寛子，河村満，望月聡，他：Alzheimer 型痴呆患者の手続き記憶に関する縦断研究．脳神経 2002；54：307-311.
13) 小森憲治郎，池田学，中川賀嗣，他：意味記憶における右側頭葉の役割─semantic dementia における検討─．高次脳機能研究 2003；23：107-118.
14) Kopelman MD：Remote and autobiographical memory, temporal context memory and frontal atrophy in Korsakoff and Alzheimer patients. Neuropsychologia 1989；27：437-460.
15) Kopelman MD, Marsh L：Autobiographical memory in amnesia. Rev Neuropsychol 2017；9：219-227.
16) Leyhe T, Müller S, Milian M, et al：Impairment of episodic and semantic autobiographical memory in patients with mild cognitive impairment and early Alzheimer's disease. Neuropsychologia 2009；47：2464-2469.
17) Marinelli L, Quartarone A, Hallett M, et al：The many facets of motor learning and their relevance for Parkinson's disease. Clin Neurophysiol 2017；128：1127-1141.
18) 丸井和美，井関栄三，村山憲男，他：重複記憶錯誤を呈したアルツハイマー型痴呆の女性例．精神医学 2006；48：507-509.
19) Mochizuki-Kawai H, Kawamura M, Hasegawa Y, et al：Deficits in long-term retention of learned motor skills in patients with cortical or subcortical degeneration. Neuropsychologia 2004；42：1858-1863.
20) Mochizuki-Kawai H, Tsukiura T, Mochizuki S, et al：Learning-related changes of brain activation in the visual ventral stream：an fMRI study of mirror reading skill.

Brain Res 2006；1122：154-160.

21）望月寛子：手続き記憶の神経基盤. Brain Nerve 2008；60：825-832.

22）Mochizuki-Kawai H, Mochizuki S, Kawamura M：A flexible sequential learning deficit in patients with Parkinson's disease：a 2 x 8 button-press task. Exp Brain Res 2010；202：147-153.

23）長濱康弘：認知症における妄想. Brain Nerve 2018；70：1139-1145.

24）Zeman AZ, Boniface SJ, Hodges JR：Transient epileptic amnesia：a description of the clinical and neuropsychological features in 10 cases and a review of the literature. J Neurol Neurosurg Psychiatry 1998；64：435-443.

25）Zeman A, Butler C：Transient epileptic amnesia. Curr Opin Neurol 2010；23：610-616.

ウェブサイト

26）月浦崇：記憶は脳の中でどのように表現される？　人の記憶の過程とその脳内機構. 授業に潜入！　おもしろ学問. （最終閲覧日 2025 年 2 月 18 日）
https://www.kyoto-u.ac.jp/kurenai/201609/gakumon/

第 **3** 章

記憶障害を生じる
脳病変部位と疾患

本 章 の 目 標

■ 記憶障害を生じる脳病変部位と代表的な疾患について理解します。それぞれの脳部位に関係する代表的疾患は**表 3-1** のとおりです。

■ はじめにエピソード記憶の形成に関与する側頭葉内側部のネットワーク「パペッツの回路」を理解します。

■ さらに，その他の部位（間脳，前脳基底部，頭頂葉内側部）で生じるエピソード記憶障害を理解します。

■ その他の記憶障害として，意味記憶障害は側頭葉前部の病変と，手続き記憶障害は大脳基底核や小脳の病変と，それぞれ関係していることを理解します。

　本章では一気に情報量が増えるように思うかもしれませんが，必要なのは基本的に次の 3 点だけです。①**記憶障害のタイプ**，②**それを生じる脳部位**，③**それを生じる代表的疾患**。①は前章までにみてきましたし，③についても，それとなく触れてきたものが含まれていますので，心配はいりません。

　つまり本章でまず押さえるべきは，②の脳部位がどこなのかということです。それとともに②脳部位を媒介として，①記憶障害のタイプと③それを生じる代表的疾患を結びつけられるとより実践的な知識になります。例えば，「エピソード記憶障害（①）は側頭葉内側部（②）の病変で起こる」→「側頭葉内側部（②）が障害されやすいのは単純ヘルペス脳炎とアルツハイマー病（③）」→「エピソード記憶障害（①）は単純ヘルペス脳炎とアルツハイマー病（③）で起こりやすい」というような流れです。

　まずは，この 3 つを意識して本章を読み進めると頭の中が整理しやすいと思います。そして本章を読み終えた後，改めて**表 3-1**を眺めてみてください。

058

表 3-1　本章で取り扱う脳病変部位と代表的疾患

記憶障害のタイプ	部位	代表的疾患
エピソード記憶障害	側頭葉内側部	単純ヘルペス脳炎 アルツハイマー病
	間脳（視床）	ウェルニッケ・コルサコフ症候群 脳血管障害（脳梗塞，脳出血）
	前脳基底部	脳血管障害（前交通動脈瘤破裂）
	頭頂葉内側部 （脳梁膨大後域）	脳血管障害（脳出血）
意味記憶障害	側頭葉前部	変性疾患（前頭側頭葉変性症）
手続き記憶障害	大脳基底核	錐体外路疾患（パーキンソン病，進行性核上性麻痺） ハンチントン病
	小脳	脊髄小脳変性症

イントロダクション：記憶と関係する脳のシステム

「記憶」は脳内にどのような形で蓄えられているのでしょうか？

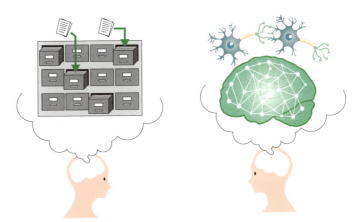

図 3-1　記憶の脳内表象のイメージ
左の図はそれぞれの情報が仕分けられ，個々の記憶として貯蔵されているイメージ，右の図は神経細胞のネットワークとシナプス（神経細胞のつながり）をイメージしたものです。

筆者も以前（心理学，医学を学ぶ前）は図 3-1 の左のようなイメージを考え，記憶は脳のどこに貯蔵されているのか，不思議に思っていました。酒田英夫先生の『記憶は脳のどこにあるか』[岩波書店, 1987] を読んだ後も，「記憶は海馬という場所に蓄えられているのか」と半分誤って解釈していました。現在は「中枢神経系における多数の神経ネットワークシステムが記憶と関係している」と文面では理解していますが，実際に**神経ネットワークシステム**がどのように記憶の形成，想起と関係しているのか，具体的なイメージとしてはつかみきれていません。

　神経ネットワークというのは，膨大な数の神経細胞が**シナプス**（神経細胞どうしの接合部）を介して情報伝達しながら，全体として機能している，というイメージです（図 3-2）。塚原仲晃先生の『脳の可塑性と記憶』[2] には次のように書かれています。

> 「記憶は，記銘（書き込み），保持，そして再生の三つの過程から成る。記憶は，脳の内にある種の変化，記憶痕跡（エングラム，engram）を残すと考えられている。このエングラムなるものは一体何であるのかが，多くの研究者が日夜追い求めているものであり，これを実体としてとり出すことが，現代の科学に残された大きな課題なのである。いままでは，このエングラムは全く謎に包まれていたが，現在は脳の可塑性，特に神経細胞と神経細胞の継ぎ目，シナプスにこの秘密を解く鍵があることははっきりしてきている。」

[塚原仲晃『脳の可塑性と記憶』, p.113]

　特定の神経細胞や脳領域だけが記憶情報を貯蔵しているのではなく，シナプスを介した神経細胞の結びつき全体が，機能的なシステムとして記憶情報を記銘，保持，再生できるようにしている，ということになります。

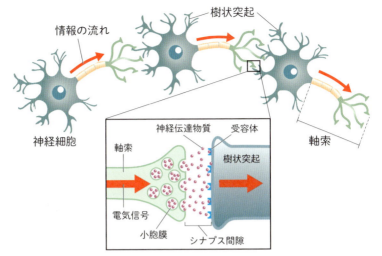

図 3-2 シナプスと情報伝達

　とは言っても，具体的にイメージするのは難しいですね。次項からは，どのような記憶が，どのような脳部位と関係しているのか，その部位はどのような疾患で障害されやすいのか，をみていきます。

　なお，脳機能と関係する脳部位を調べるための方法として，**限局性の脳損傷事例**（ある特定の脳部位だけが損傷した事例）にみられた症状から，**症状の責任病変**（障害された症状と関係する脳部位）を推定する，という方法があります。神経心理学の嚆矢とされるBroca（ブローカ）による剖検例の報告は，「Tan（タン）」という発語しかできなくなった患者さん（「Tan」氏と呼ばれます）の脳を病理学的に検索し，左前頭葉後下部の損傷が言語症状〔「Tan」氏の場合はaphemia（純粋語唖）と呼ばれる〕の責任病変であった，すなわち左前頭葉後下部は発話と関係している，と推定したものです。現在は剖検による検索よりも脳画像を用いた病巣検索が一般的ですが，**病巣と症状の対応**，という考え方は同じです。脳のある部位が損傷された事例ではこのような記憶障害がみられた，という事実から，記憶障害の内容と関連する脳部位を推定します。このため，以下の記載は脳損傷事例から得られた知見をもとにしたものである，という点について，ご理解ください。

エピソード記憶の形成と想起に関係する脳部位と疾患

エピソード記憶の形成と想起に関係する神経ネットワークシステムとして，**パペッツ（Papez）の回路**が知られています。これは側頭葉内側を中心とした**大脳辺縁系**（図3-3）における神経細胞のつながりで，

海馬-脳弓-乳頭体-視床前核-帯状回-帯状束-海馬傍回-海馬

というサーキット構造（回路）になっています（図3-4）。サーキットをインパルス（神経細胞の活動を示す電気信号。シナプスを介して1つの神経細胞から別の神経細胞に伝達されます）が周回する過程で，エピソード記憶が形成される，というイメージでしょうか。この回路のどこに病変が生じても，エピソード記憶の形成と想起が障害されるわけですが，実際には海馬病変，視床病変による症例の報告が多く，それぞれ**側頭葉内側性健忘**（海馬が側頭葉内側に位置していることから），**間脳性健忘**（視床は間脳に区分されます）と呼ばれます。

> ### column
>
> #### 大脳辺縁系[1]
>
> 　記憶を考える際に，外せないキーワードです。もともとはBrocaが脳梁・第三脳室を取り囲む構造（梁下回，帯状回，海馬傍回，鉤などの脳回）をまとめて大脳辺縁葉と呼んだのが始まりですが，これらに加えて，海馬，歯状回，脳弓，扁桃体，中隔核などの皮質下核を含む領域を大脳辺縁系と呼びます。側頭葉極，前脳基底部，島，視床前核，視床下部を含める場合もあります［平山惠造，河村満『MRI脳部位診断』，p.196］。大脳の中でも系統発生的に古い（生物の進化を考えた際に，下等生物から高等生物まで存在している）部位であり，自律神経機能，情動，記憶と関係していると考えられています。

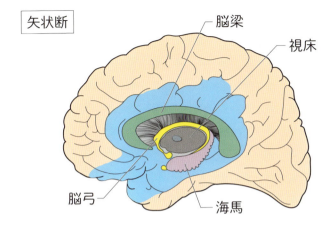

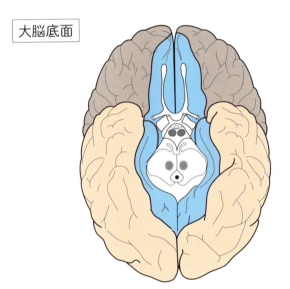

図 3-3 大脳辺縁系の位置（青色で示す領域）
大脳の内側，傍正中部に存在することがわかります。
[Blumenfeld H：Neuroanatomy through Clinical Cases. Sinauer, 2002 をもとに作成]

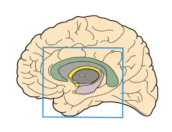

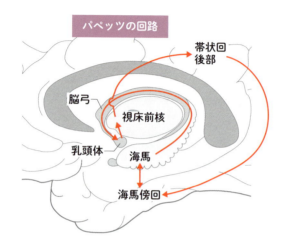

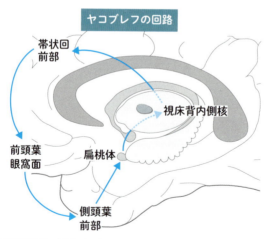

図 3-4 大脳辺縁系（上）とパペッツの回路（中），ヤコブレフの回路（下）の模式図

パペッツの回路とよく比較される神経ネットワークシステムとして，**ヤコブレフ（Yakovlev）の回路**があります。これは情動と関係すると考えられている神経ネットワークシステムで，

扁桃体−視床背内側核−帯状回前部−前頭葉眼窩面−側頭葉前部−扁桃体

というサーキット構造（回路）になっています（図3-4）。

---

column

パペッツの回路は情動と関係していると考えられていた

　現在は記憶の形成と想起に関係する脳部位と考えられているパペッツの回路は，オリジナルの論文では情動と関係していると考えられていました。Papezは乳頭体を含む視床下部の役割を重視しており，視床下部−帯状回皮質−海馬とそれらの間の線維連絡が情動の解剖学的基盤となっていることを提唱しています。オリジナルの文献はインターネット上でアクセスできますので，興味のある方はぜひお読みください［Papez JW：A proposed mechanism of emotion. Arch Neurol Psychiatry 1937；38：725-743］。

---

column

情動と記憶──アルツハイマー病患者さんの震災体験

　強い情動を伴ったエピソードは記憶に残りやすい，という経験は，誰しも持っていると思います。これは認知症の患者さんでも同じであることを科学的に示したのが，阪神淡路大震災を体験したアルツハイマー病患者さんを対象とした研究です[8,12]。大地震という強い情動（恐怖）を伴うエピソードの記憶と，MRI検査を受けた，という（あまり情動を伴わない）エピソードの記憶を比較し，震災の記憶のほうが高率に想起されたこと，震災の記憶は海馬よりも情動を司る扁桃体の容積との関連が強かったこと，などが示されています。

　解剖学的に扁桃体と海馬は隣接していますが（図3-5），これは情動を伴う記憶が固定化されやすいことと関係しているのではないか，と筆者は考えています。

エピソード記憶の形成と想起に関係する脳部位と疾患　　**065**

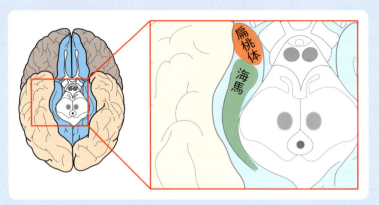

図 3-5　海馬と扁桃体の位置関係
左は大脳を底面から見た模式図，右は拡大したものです。海馬（緑の領域）と扁桃体（オレンジの領域）は隣接していることがわかります。

側頭葉内側性健忘

海馬と記憶障害の関係が明らかになったのは，難治性てんかんの治療のために両側海馬を切除された後に，重度の健忘症候群を呈した症例 H. M. が最初の報告とされています。症例 H. M. についての詳細は文献[11,13]をご参照ください。要点を記載すると，

- 難治性てんかんの治療のため，27 歳時に手術により両側海馬・海馬傍回の前 2/3 が破壊された
- 術後に重篤な前向性健忘と手術前約 2 年（最初の報告）から 11 年（30 年後の報告）に及ぶ逆向性健忘がみられた
- 一般的な知的機能は保持されている
- 即時記憶も正常（数唱は順唱 6 桁，逆唱 5 桁）。視覚性記憶範囲も正常
- 新たな意味記憶の獲得は可能
- 手続き記憶の学習は可能（第 1 章参照☞ p.18）

となります。

　これらのことから，海馬がエピソード記憶の形成，想起と関係し

ている可能性，エピソード記憶と意味記憶，手続き記憶がそれぞれ別の神経ネットワークシステムと関係している可能性，即時記憶と遠隔記憶がそれぞれ別の神経ネットワークシステムと関係している可能性が考えられました。

　海馬および海馬周辺が損傷される疾患としては，急性疾患では**単純ヘルペス脳炎**が，また慢性疾患としては**アルツハイマー病**が知られており，いずれもエピソード記憶の障害がみられます。単純ヘルペス脳炎では扁桃体，前頭葉眼窩面，脳弓，側頭葉皮質などに病変が広がることにより，記憶障害以外の症状（作話や脱抑制）を呈することも少なくありませんが，病変が海馬および海馬傍回に限局した場合には，純粋健忘症候群を呈すること，損傷された海馬の容積と記憶障害の重症度，回復の程度が相関しうることが報告されています[29]。また，アルツハイマー病は病初期に海馬傍回の一部（嗅内野）から変性が始まり〔これは Braak の神経原線維変化（NFT）ステージ（図3-6）[9] として知られています〕，この時期はエピソード記憶の障害がメインの症状ですが，病理学的にも変性が嗅内野から始まることが示されています。

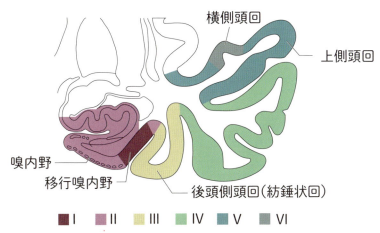

図3-6　Braak の NFT ステージ[9]
NFT の分布が広がるにつれてステージもⅠ→Ⅵへ上がります。
［岩崎靖：神経病理からみた Alzheimer 病．神経治療 2024；41：91-95 より改変して転載］

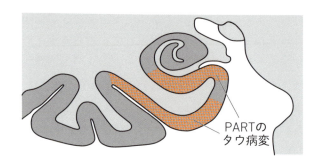

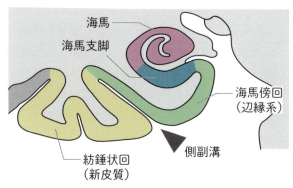

図 3-7　PART にみられるタウ病理の分布
下の模式図と比較すると，PART の病変（上図オレンジ色の部分：Crary ら[4]の図をもとに筆者が作成）は海馬から海馬支脚，海馬傍回（つまり辺縁系）に限局していることがわかります。側副溝は辺縁系と新皮質の境界となる脳溝です。

　なお，アルツハイマー病では海馬自体よりも海馬支脚（海馬台），海馬傍回や扁桃体など，海馬周囲の構造の容積減少と記憶障害の程度が相関する，という報告[18]もあります。
　アルツハイマー病とは別に，高齢（80歳台後半～90歳台）で発症し，記憶障害を主症状としながら，ゆっくりと進行する，神経原線維変化型認知症という疾患があります。近年では **PART（primary age-related tauopathy）** という疾患概念に組み込まれるようになりました（図3-7）[4]。同じ病態が slowly progressive amnesia（緩徐進行性健忘症）と呼ばれていたこともあります[27]。これはアルツハイマー病の病理診断に必須とされている神経原線維変化（neurofibril-

lary tangle：NFT）と老人斑（senile plaque：SP）のうち，辺縁系（海馬および海馬周囲）に限局して NFT が出現し，SP がほとんどみられない，という病理所見を呈する疾患です。アルツハイマー病で臨床症状と関係するのは，SP の分布ではなく，NFT の分布と考えられており[21]，緩徐に進行する記憶障害は辺縁系に限局した病変に関係している，と考えることができます。

　その他に，**傍腫瘍性辺縁系脳炎**（悪性腫瘍に合併した脳炎で，主に大脳辺縁系を侵すもの），**脳血管障害，頭部外傷**でも海馬および周辺に病変がみられることがあります。

◾ 間脳性健忘

　間脳とは主に視床および視床下部を指しますが，記憶障害と関係するのは**視床**です。視床は複数の神経核から構成されており（図3-8），損傷される部位によって健忘以外にもさまざまな症状が出現します（ちなみに神経核とは，共通の細胞特徴，神経連絡を有する中枢神経における神経細胞の集合体を指します）。視床病変による健忘では，前向性および逆向性の健忘がみられることが多いですが，稀に前向性健忘のみを呈する（**純粋前向性健忘**）こともあります。健忘以外の症状としては，病変と反対側半身の感覚障害，視野障害（外側膝状体の損傷），聴覚障害（内側膝状体の損傷），失語（右利き者の場合，左病変で），注意障害などがあります。また急性期には傾眠，意識障害を呈することもあります。

　間脳性健忘の代表的な疾患として，**ウェルニッケ・コルサコフ症候群**があります。アルコール多飲者に多い疾患で，ビタミン B_1 欠乏により，急性期には意識障害，眼球運動障害，眼振，小脳性運動失調を呈し（**ウェルニッケ脳症**），慢性期に健忘症候群（前向性健忘および逆向性健忘），見当識障害，作話がみられます（**コルサコフ症候群**）。ウェルニッケ脳症では乳頭体，視床下部などの第三脳室周囲，中脳水道周囲灰白質，第四脳室壁周囲に左右対称性の小出血を伴う壊死

エピソード記憶の形成と想起に関係する脳部位と疾患　　**069**

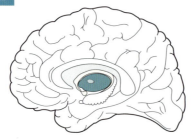

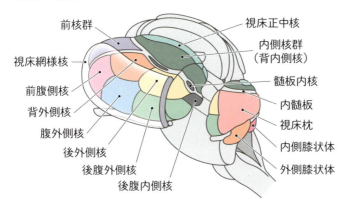

図 3-8 視床の位置と構造
[Blumenfeld H：Neuroanatomy through Clinical Cases. Sinauer, 2002 をもとに作成]

性病変を認めます（図3-9）。乳頭体と視床を結ぶ乳頭体視床路〔ヴィックダジール（Vicq d'Azyr）束〕も障害されますが，この経路はパペッツの回路に含まれる構造ですから，慢性期に記憶障害がみられることも理解できるでしょう．本疾患では視床では主に前核・背内側核の障害と健忘が関係していると考えられています．

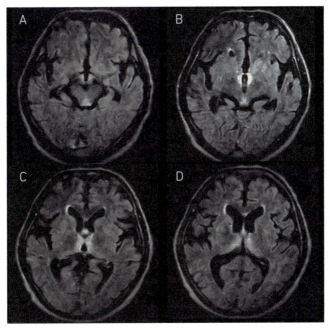

図 3-9　ウェルニッケ脳症例の頭部 MRI 所見
中脳水道周囲（A），第三脳室周囲（B，C），背内側視床（D）に高信号病変（白く見える部位）を認めます。

　間脳性健忘の原因として，もう 1 つ多いのが，脳血管障害です。視床は高血圧性脳出血の好発部位として知られています（被殻出血に次いで多い）が，脳梗塞による視床病変もみられます。前内側部の梗塞，傍正中部の梗塞で健忘症候群がみられることが報告されています（図 3-10 ☞次ページ）。脳血管障害による間脳性健忘の詳細については文献[3,20,24]をご参照ください。

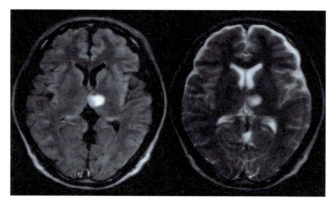

図 3-10　健忘症候群を呈した傍正中部視床梗塞症例の頭部 MRI 所見

前脳基底部性健忘

　前脳基底部，という用語は聞き慣れないかもしれません。どこにあるのかイメージしにくいですが，矢状断，冠状断での位置と区分を図 3-11 [☞ pp.74, 75][19)]に示します。ここには中隔核，マイネルト基底核，ブローカ対角帯核，側坐核などの構造が含まれます。いずれも海馬や扁桃体と神経線維を介して連絡しており，記憶の形成，想起と関係している，と考えられています。また，マイネルト基底核は大脳皮質に投射するコリン作動性ニューロンの起始部と考えられており，アルツハイマー病に用いられるコリンエステラーゼ阻害薬の作用部位でもあります。

> ### column
>
> ## アルツハイマー病とコリンエステラーゼ阻害薬[31]
>
> 　1982 年に Whitehouse らは，アルツハイマー病患者さんの脳でマイネルト基底核の神経細胞が顕著に脱落することを発見しました。マイネルト基底核は大脳皮質へ投射するコリン作動性ニューロンの神経細胞が多く存在する部位です。このことから，アルツハイマー病では脳内の特定のコリン作動性ニューロンが障害されている，という「コリン仮説」が提唱され，アルツハイマー病でも脳内のアセチルコリン濃度を高め，あるいはコリン作動性ニューロンを賦活することができれば有効であろうと考えられました。パーキンソン病で脳内のドパミンを補充する療法としてレボドパが優れた効果を示すことのアナロジーからです。種々の薬剤が試みられた結果，コリンエステラーゼ阻害薬（アセチルコリンの分解を触媒するコリンエステラーゼの作用を阻害し，結果としてアセチルコリン濃度が高まる）のみが臨床研究で有効性を確立し，現在は認知症改善薬として実用化されています。

　前脳基底部病変による記憶障害は，1985 年に Damasio ら[5]が報告して以来，注目されるようになりました[6,10]。この部位の病変は**前交通動脈瘤破裂によるくも膜下出血**（図 3-12 ☞ p.76）が多く報告されており，次のような特徴が知られています。

・人の顔や名前など，個別の情報を記憶することは可能だが，それぞれの情報を統合できない（特定の顔を想起できても，その顔に間違った名前や性格特徴などを割り当てる）

・記憶した情報に時間的な文脈を付加することができない（複数のエピソードを，時間経過に従って想起することができない）

・作話が強い（コルサコフ症候群よりも支離滅裂な内容で空想に近い）

・重度の逆向性健忘がみられるが，手がかりによって想起できる場合がある

　このうち，時間的順序の記憶障害については，コルサコフ症候群でもみられ，前脳基底部病変による特異的な症状とはいえない可能性が示されています[16]。

エピソード記憶の形成と想起に関係する脳部位と疾患

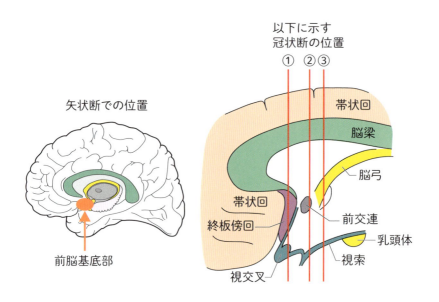

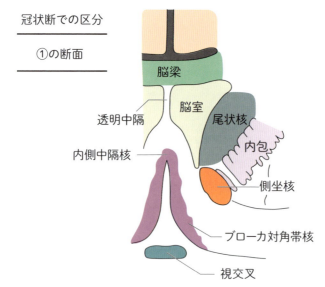

図 3-11　前脳基底部の位置と区分[19]
[中野今治, 平野朝雄：老年痴呆とマイネルト核. 神経進歩 1985；29：612-623 より改変して転載]

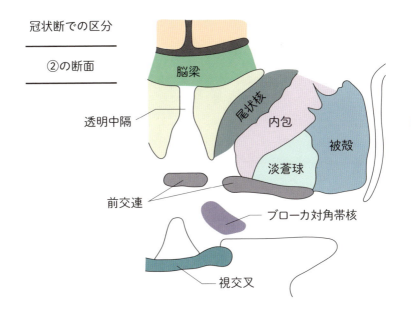

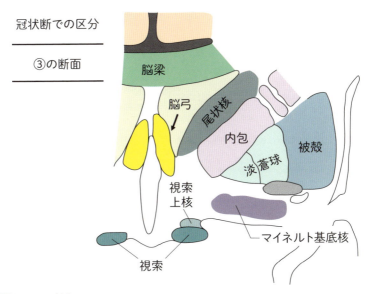

図3-11の続き

エピソード記憶の形成と想起に関係する脳部位と疾患

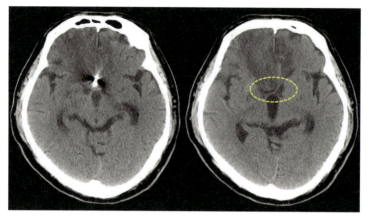

図 3-12　前交通動脈瘤破裂によりくも膜下出血をきたした症例の頭部 MRI 所見
前脳基底部（黄色破線）を含む両側前頭葉底面の病変がみられます。

頭頂葉内側性健忘（脳梁膨大後域健忘）

　1987 年に Valenstein ら[28]が，脳梁膨大部に隣接した病変により記憶障害がみられることを報告して以来，注目されるようになった部位です。

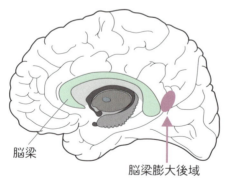

図 3-13　大脳矢状断で脳梁膨大後域の位置（紫色）

Valensteinら[28]の報告例は，脳動静脈奇形からの出血により，脳梁膨大部および隣接した後部帯状回皮質，帯状束が障害され（病変は左側），一方で海馬，視床，前脳基底部には病変を認めなかった症例で，重度の前向性健忘（言語性記憶障害），最長で約4年に及ぶ逆向性健忘がみられた，とされています。この領域は海馬と視床前核を結ぶ経路となっており，前述のパペッツの回路の一部を形成していることから（図3-14），損傷によりエピソード記憶障害が出現することが理解されます。

　脳梁膨大後域病変による記憶障害の報告例は，本邦からのものが多く[32]，全例で前向性かつ言語性の記憶障害が認められています（ほとんどが左病変ですが，右病変例の報告も少数みられます）。一方，右側

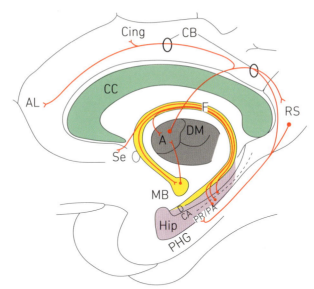

図3-14 脳梁膨大後域を通る神経連絡の模式図[28]
視床前核（A）と海馬（Hip）を連絡する神経線維は脳梁膨大後域（RS）を通ることが示されています。
〔略語〕A：視床前核群，AL：辺縁系前部，CA：アンモン角，CB：帯状束，CC：脳梁，Cing：帯状回，D：歯状回，DM：背内側核，F：脳弓，Hip：海馬，MB：乳頭体，PHG：海馬傍回，PR/PA：前海馬台/傍海馬台，RS：脳梁膨大後域，Se：中隔核
[Valenstein E, Bowers D, Verfaellie M, et al：Retrosplenial amnesia. Brain 1987；110：1631-1646 より改変して転載]

の脳梁膨大後域病変では**地理的障害**〔視空間認知障害の1つで，ある地点から別の地点に到達することができない，道順障害（図3-15）という症状〕がみられることが知られています[23,25]。左病変例，右病変例ともに，脳出血による症例が多いようです。

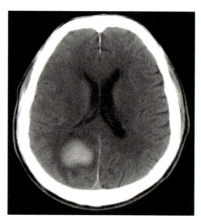

図 3-15　道順障害を呈した脳梁膨大後域（右側）出血例の頭部 CT 所見

column

エピソード記憶の想起――なぜ記憶形成と記憶想起を分けて考えるのか？

　第2章 [☞ p.35] で説明したように，アルツハイマー病にみられる逆向性健忘では時間勾配がみられ，最近の記憶を想起できないのに対して，昔の記憶はよく想起できる，ということがあります。第1章で少し触れましたが，記憶には固定化という，記憶される情報を確実なものとして，いつでも取り出せるようにしておく過程があると考えられています。Squire についてのコラム [☞ p.5] で紹介したように，固定化された記憶は，海馬や側頭葉内側ではなく，前頭葉や側頭葉外側などの新皮質に貯蔵されている，と考える立場があります。頭部外傷による孤立性逆向性健忘（前向性健忘を伴わずに逆向性健忘のみがみられる病態）で，長期間に及ぶ逆向性健忘がみられたという症例が報告されていますが（第5章参照 ☞ p.145），これは固定化された記憶が貯蔵されている新皮質が，外傷によって障害されたため，と考えることもできます。

意味記憶の貯蔵に関係する
脳部位と疾患

　第 1 章および第 2 章で，意味記憶と意味性認知症にみられる症状について紹介しました。内容は重複しますが，ここでは病変部位と疾患について示しながら，意味性認知症にみられる症状について，再度説明します。

　認知症の原因疾患として，最も多いのがアルツハイマー病です。典型的なアルツハイマー病では，病初期にエピソード記憶の障害がみられることは，本章の「側頭葉内側性健忘」に記載したとおりです [☞ p.67]。一方で，古くからアルツハイマー病と比較対照されてきた認知症疾患として，**ピック病**があります。現在はピック病という診断名は病理学的診断に用いられ，ピック病を含む非アルツハイマー型認知症（アルツハイマー病以外の認知症疾患）で，前頭葉および/または側頭葉に病変の首座を有するものを，臨床的に**前頭側頭型認知症**（frontotemporal dementia：FTD）と診断します。また，前頭葉および側頭葉の変性（画像検査における萎縮と血流低下）がみられる疾患群を**前頭側頭葉変性症**（frontotemporal lobar degeneration：FTLD），という名前で呼びます。FTD および FTLD の病理学的な背景は多彩であり，ピック病も含めて，多くの疾患が**蛋白質異常症**という概念で説明されています。

column

蛋白質異常症（プロテイノパチー）

多くの神経変性疾患において，病態の本質に関わる部分で，ある種の蛋白質が構造異常をきたし，細胞の内外に蓄積することが近年明らかにされました。このような病態をプロテイノパチーと呼びます。認知症と関係する蛋白質異常症として，タウ蛋白質の異常（タウオパチー），TDP-43 蛋白質の異常（TDP-43 プロテイノパチー），αシヌクレインの異常（シヌクレイノパチー），FUS 蛋白質の異常（fus プロテイノパチー）が知られています。

FTLD のうち，側頭葉前部（図 3-16）に変性が強いものでは，病初期に意味記憶が選択的に障害されることが，1990 年台初頭から報告されてきました。報告例のほとんどで，左または右のどちらかが優位に変性（萎縮および血流低下）しており，左優位に変性を示す場合は語の意味記憶が，右優位に変性を示す場合は相貌や物品，建物（風景）の意味記憶が，それぞれ障害されていることが示されてきました（図 3-17）。第 1 章でみたように，語の意味記憶が選択的に障害される，という病像は，1940 年代に井村恒郎先生が報告された「**語義失語**」の病像と一致し，さらにピック病の原著に記載された病像とも一致しています [☞ p.16]。

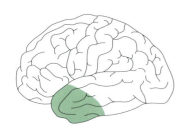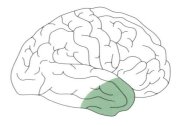

図 3-16 側頭葉前部病変のイメージ
左側頭葉前部（左図，緑）の変性では語の意味記憶が，右側頭葉前部（右図，緑）の変性では相貌，物品，建物の意味記憶が，それぞれ障害されることが報告されています。

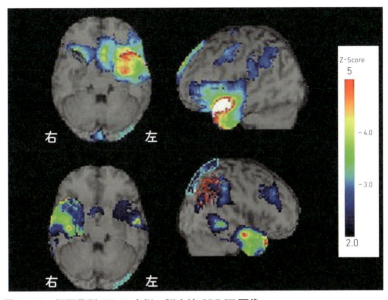

図 3-17　側頭葉型 FTLD 症例の脳血流 SPECT 画像
上段は病初期に語の意味記憶障害がみられた患者さんで，左側頭葉前部に強い血流低下がみられます。下段は病初期に「知っている人の顔がわからなくなった」という患者さんで，右側頭葉前部に強い血流低下がみられます。

　側頭葉前部に強い萎縮を呈する FTLD では，側頭葉内側部に位置する海馬も萎縮することが多いのですが，アルツハイマー病とは異なり，エピソード記憶は比較的良好に保持されていることが多いため，海馬自体の機能はある程度維持されており，側頭葉外側の機能低下により，意味記憶の選択的な障害が発現する，と考えられています。

　意味性認知症の病理診断としては，**TDP-43 蛋白質異常症を伴う前頭側頭葉変性症（FTLD-TDP）**が最も多く（多数例を対象とした検討で約 7〜8 割を占めています），ほかにピック病，アルツハイマー病の症例もみられます。なお，**左側頭葉前部に変性が強いアルツハイマー病**により意味性認知症の病像を呈する場合は，典型的な意味性認知症（以下 SD と略記）と比較して，次のような特徴がみられることが指摘されています[15]。

意味記憶の貯蔵に関係する脳部位と疾患　　081

- エピソード記憶の障害や取り繕い反応を伴うことが多い
- SD の経過中にみられることが多い常同的または強迫的な行動は認められず，むしろ穏やかな場合が多い
- 言語症状についての病識は乏しい（SD では病初期に言語症状についての病識が強い場合が多い）
- SD で会話中にみられる「〜って何？」と聞き返す反応がほとんどみられない
- 「もの」「あれ」など非特定な語や代名詞を多用する傾向がある
- 一部の SD に認められるような多弁傾向は少ない

　変性疾患以外に意味記憶障害を呈する疾患としては，側頭葉前部に単独で病変をきたしうる疾患，例えば単純ヘルペス脳炎例[26]や脳膿瘍例[22]の報告があります。

手続き記憶の形成に関係する
脳部位と疾患

　第2章では手続き記憶の神経基盤として，**大脳基底核**と**小脳**が注目され，それぞれの脳部位に変性を有するパーキンソン病やハンチントン病，進行性核上性麻痺，脊髄小脳変性症の症例における手続き記憶の障害が報告されていることを紹介しました。

　かつて皮質下性認知症の代表的な位置づけであった**進行性核上性麻痺**でも，多かれ少なかれ大脳皮質にも病変が存在し，病初期から大脳皮質病変がみられる一群が存在することが明らかとなり（例えばKovacsらの論文[14]），皮質－皮質下，という単純な二分法が通用しにくくなっているようです。また，大脳基底核は脳幹，小脳とも，大脳皮質とも，双方向性の神経線維連絡を持ち，それぞれがサーキットとして（ちょうどパペッツの回路，ヤコブレフの回路のように）機能している，と考えられていることからも，手続き記憶イコール大脳基底核，という単純な図式では説明できないことが，おわかりいただけると思います。

　以上を踏まえたうえで，手続き記憶についての先行研究を2つ紹介します。総説的な文献は望月寛子先生の論文[17]をご参照ください。

　手続き記憶の検討として，しばしば引用されているHeindelら[7]の論文は，**ハンチントン病**（皮質下性認知症）および**アルツハイマー病**（皮質性認知症）の症例を対象として，運動技能学習とプライミング課題（第1章参照☞ pp.16, 17, 19）を施行したものです。運動技能学習の課題としては回転盤追跡課題が用いられています。検討の結果，ハンチントン病群では運動技能の獲得が不良であった一方，プライミング課題の遂行は良好であったこと，逆にアルツハイマー病

群では，運動技能の獲得が良好であった一方，プライミング課題の遂行が不良であったことが判明しました。この結果から，運動技能の獲得には大脳皮質と線条体（ハンチントン病の病変の首座とされる部位）を結ぶシステムが，またプライミング課題には大脳皮質連合野の活動が関与している，と考察されています。

　本邦からは 1996 年に山鳥重先生がパーキンソン病と脊髄小脳変性症の症例を対象として，鏡像文字を音読する課題による手続き記憶の検討を報告されています[30]。いずれの症例群でも，速く正確に鏡像文字を読む，という知覚技能の獲得は，健常対照群よりも不良であり，一方で同時に施行された言語性の記憶課題（レイの聴覚性言語学習検査，詳細は第 4 章参照☞ p.95）では，健常対照群と有意差がみられなかったことから，知覚技能の習得には，大脳基底核および小脳を含む神経ネットワークが関係している可能性を推察されています。

本章のまとめ

- どのようなタイプの記憶も，脳内では神経細胞のつながり，**ネットワークシステム**として貯蔵されていると考えられています。

- エピソード記憶の形成と保持に関与する脳部位として，海馬-脳弓-乳頭体-視床前核-帯状回-帯状束-海馬傍回-海馬を結ぶ**パペッツの回路**が知られています。

- エピソード記憶の障害をきたす代表的な脳部位として，**側頭葉内側部**，**間脳**（視床），**前脳基底部**，**脳梁膨大後域**，が知られています。

- 側頭葉内側性健忘の代表的な原因疾患として，**単純ヘルペス脳炎**，**アルツハイマー病**が挙げられます。

- 間脳性健忘の代表的な原因疾患として，**ウェルニッケ・コルサコフ症候群**，**脳血管障害**（特に脳梗塞）が挙げられます。

- 前脳基底部性健忘の代表的な原因疾患として，**前交通動脈瘤破裂によるくも膜下出血**が挙げられます。

- 脳梁膨大後域（頭頂葉内側性）健忘の代表的な原因疾患として，**脳出血**が挙げられます。

- 側頭葉前部の機能低下により，**意味記憶の障害**が出現します。左病変で**語の意味記憶**が，右病変で**相貌，物品，建物の意味記憶**が，それぞれ障害されます。

- かつてピック病と呼ばれ，現在は**側頭葉に萎縮が強い前頭側頭葉変性症**，と分類される疾患で，病初期に意味記憶の選択的な障害がみられます。

- 大脳基底核および小脳を含む神経ネットワークの障害により，**手続き記憶の獲得**が障害されます。

―――――――――― 確認のための Q&A ――――――――――

Q1 エピソード記憶の形成に必要とされる脳部位を挙げてください

Q2 意味記憶の想起に関係する脳部位を挙げてください

Q3 手続き記憶の獲得に関係する脳部位を挙げてください

A1 パペッツの回路（海馬-脳弓-乳頭体-視床前核-帯状回-帯状束-海馬傍回-海馬）

A2 側頭葉前部

A3 大脳基底核および小脳を含む神経ネットワーク

文献

※「雑誌掲載論文」はすべてインターネット上でアクセス可能です。

書籍
1) 平山惠造，河村満：MRI 脳部位診断．医学書院，1993，p.196
2) 塚原仲晃：脳の可塑性と記憶．紀伊國屋書店，1987，p.113

雑誌掲載論文
3) 秋口一郎：視床と記憶障害．神経進歩 1994；38：1004-1011.
4) Crary JF, Trojanowski, JQ, Schneider JA, et al：Primary age-related tauopathy （PART）：a common pathology associated with human aging. Acta Neuropathol 2014；128：755-766.
5) Damasio AR, Graff-Radford NR, Eslinger PJ, et al：Amnesia following basal fore-brain lesions. Arch Neurol 1985；42：263-271.
6) 船山道隆：前脳基底部損傷による健忘．高次脳機能研究 2011；31：301-310.
7) Heindel WC, Salmon DP, Shults CW, et al：Neuropsychological evidence for multi-ple implicit memory systems：a comparison of Alzheimer's, Huntington's, and Parkinson's disease patients. J Neurosci 1989；9：582-587.
8) Ikeda M, Mori E, Hirono N, et al：Amnestic people with Alzheimer's disease who remembered the Kobe earthquake. Br J Psychiatry 1998；172：425-428.
9) 岩崎靖：神経病理からみた Alzheimer 病．神経治療 2024；41：91-95.
10) 加藤元一郎：前脳基底部病変と記憶障害．神経進歩 2001；45：184-197.
11) 河内十郎：症例 H. M. の功績．Brain Nerve 2013；65：959-964.
12) 数井裕光：情動と記憶—アルツハイマー病患者での検討—．神経心理 2002；18：150-156.
13) 菊池大一，藤井俊勝：側頭葉性健忘．Brain Nerve 2018；70：783-794.
14) Kovacs GG, Lukic MJ, Irwin DJ, et al：Distribution patterns of tau pathology in pro-gressive supranuclear palsy. Acta Neuropathol 2020；140：99-119.
15) 松田実：アルツハイマー型認知症の言語症状の多様性．高次脳機能研究 2015；35：312-324.
16) 緑川晶，塩田純一，河村満：前脳基底部病変による健忘と時間的順序の記憶．失語症研究 1999；19：245-251.
17) 望月寛子：手続き記憶の神経基盤．Brain Nerve 2008；60：825-832.
18) Mori E, Yoneda Y, Yamashita H, et al；Medial temporal structures relate to memo-ry impairment in Alzheimer's disease：an MRI volumetric study. J Neurol Neuro-surg Psychiatry 1997；63：214-221.
19) 中野今治，平野朝雄：老年痴呆とマイネルト核．神経進歩 1985；29：612-623.
20) 西尾慶之，森悦朗：間脳性健忘．高次脳機能研究 2011；31：294-300.
21) Petersen C, Nolan AL, de Paula França Resende E, et al：Alzheimer's disease clini-cal variants show distinct regional patterns of neurofibrillary tangle accumulation. Acta Neuropathol 2019；138：597-612.
22) 坂井麻里子，鈴木則夫，西川隆：語の意味記憶が解体された左側頭葉前部脳膿瘍の 1 例．神経心理 2022；38：144-154.
23) 塩田純一，河村満：脳弓・脳梁膨大後域（辺縁葉後端部）病変．脳神経 1995；47：443-452.
24) 鈴木麻希，平山和美：視床性健忘．Brain Nerve 2018；70：771-782.
25) Takahashi N, Kawamura M, Shiota J, et al：Pure topographic disorientation due to right retrosplenial lesion. Neurology 1997；49：464-469.
26) 田辺敬貴，池田学，中川賀嗣，他：語義失語と意味記憶障害．失語症研究 1992；12：

153-167.

27) Tanabe H, Kazui H, Ikeda M, et al：Slowly progressive amnesia without dementia. Neuropathology 1994；14：105-114.

28) Valenstein E, Bowers D, Verfaellie M, et al：Retrosplenial amnesia. Brain 1987；110：1631-1646.

29) 山鳥重，米田行宏，森悦朗，他：海馬と記憶障害．神経進歩 1994；38：997-1003.

30) Yamadori A, Yoshida T, Mori E, et al：Neurological basis of skill learning. Cogn Brain Res 1996；5：49-54.

31) 山西嘉晴，上野正孝，小倉博雄：アルツハイマー病治療薬の基礎．日薬理誌 2007；130：489-493.

32) 山脇理恵，村井俊哉，菊池隆幸，他：脳室内出血を伴う脳梁膨大部出血後に健忘と作話を呈した1例．神経心理 2021；37：303-314.

第 **4** 章

記憶の検査方法

◆━━━━━━━━━━━━━━━(本 章 の 目 標)━━━━━━━━━━━━━━◆

- 前章までにみてきたさまざまな記憶障害を評価するための検査方法と検査結果の解釈方法について理解します。

- 前章までと同様に，まず押さえるべきはエピソード記憶の検査方法です（表4-1も参照 ☞ p.92）。大きく近時記憶障害-前向性健忘の検査，遠隔記憶障害-逆向性健忘の検査，の2つに分けられます。

- それぞれの検査方法で何を検出するのか，また複数の検査の組み合わせを覚えておくと，臨床上有用です。

━━━━━━━━━━━━━━━━━━━━━━━━━━━━━━━━━━━━━

　本章ではエピソード記憶障害，意味記憶障害，手続き記憶障害の検査方法について解説します。

イントロダクション：記憶の検査を始める前に

　どのようなプロセスを経て記憶検査をオーダーまたは実施するのか，考えてみましょう。

【事例】

　最近物忘れが目立つようになってきた，と家族に勧められて受診した70歳，女性例。

医師：今日はどのようなことで，いらしたのですか？

患者：自分では特に変わったことはありませんが，家族から忘れっぽくなっている，と言われるので……。

医師：新聞やテレビのニュースは見ますか？

患者：はい。毎日見ています。

医師：では，この1週間のニュースで覚えているものを教えてください。

090

患者：このところ忙しかったから……。

医師：今日は何月何日，何曜日でしょうか？

患者：あまり気にしていないから……。

　以上のやりとりでわかることは，患者さんに病識がないこと，近時記憶障害と見当識障害がありそうなこと，質問に答えられずに取り繕う反応がみられることです。年齢を考えると，アルツハイマー病による認知症の可能性が考えられます。アルツハイマー病ではエピソード記憶が障害されることが多いので，スクリーニングとして長谷川式認知症スケール（HDS-R）[☞ p.106] や MMSE（mini-mental state examination；本書では詳細は省略）で，記銘力を含む全般的な認知機能を評価しながら，エピソード記憶障害の有無について評価することになります。

　その際に，最初からウェクスラー（Wechsler）記憶スケール[☞ p.102] のように難易度の高い記憶検査を行うことは，患者さんにとっても負荷が高いので，比較的短時間で行える標準言語性対連合学習検査[☞ p.95] やベントン（Benton）視覚記銘検査[☞ p.99]，レイ-オステライト（Rey-Osterrieth）複雑図形[☞ p.100] のような検査から始めるとよいでしょう。加えて，日常生活における記憶障害の有無を調べるために，リバーミード（Rivermead）行動記憶検査[☞ p.104] を行います。

イントロダクション　　091

エピソード記憶の検査方法

　臨床的に重要なのはエピソード記憶です。まずは下表も参照しながらどのような検査があるのかを理解します。それが達成できたら，各検査の内容，方法，意義（何を検出するのか）を理解します。

表 4-1　本章で紹介するエピソード記憶の検査方法

前向性健忘の検査		
言語性の記憶検査	標準言語性対連合学習検査	単語のペアを記憶する
	レイの聴覚性言語学習検査	単語のリストを記憶する
視覚性の記憶検査	ベントン視覚記銘検査	図形の組み合わせを記憶する
	レイ-オステライト複雑図形	複雑な要素から構成された幾何学図形を記憶する
全般的な記憶検査	ウェクスラー記憶スケール	万能かつ標準的な記憶検査
行動記憶の検査	リバーミード行動記憶検査	生活記憶を検査する
逆向性健忘の検査		
自伝的記憶検査	Kopelman の自伝的記憶インタビュー	
	慶應版自伝的記憶検査	
社会的出来事記憶検査	社会的出来事テスト	
	有名人の顔が含まれる社会的出来事写真を用いた遠隔記憶検査	

前向性健忘の検査

　前向性健忘の検査は記銘力をみる検査で，標準化された検査バッテリーが臨床で広く使用されています。**標準化**というのは，どこで検査を行っても同様の検査結果が得られるように，基準となる判定方法が定められている，という意味です。どの検査でも年齢による

092

平均が算出されており，客観的な数値で正常，異常の判定ができるようになっています。ここで取り上げる検査バッテリーは，**①標準言語性対連合学習検査**，**②レイの聴覚性言語学習検査**，**③ベントン視覚記銘検査**，**④レイ−オステライト複雑図形**，**⑤ウェクスラー記憶スケール**，**⑥リバーミード行動記憶検査**，の６つです。なお，**言語性記憶**，**視覚性記憶**という分類が出てきますが，これは記憶される情報と脳の左右との関係を反映した分類とご理解ください。一般に右利きの人では言語性の情報は左脳で，視覚性の情報は右脳で，それぞれ処理されると考えられています。心理学者の二木宏明先生が書かれた『脳と記憶─その心理学と生理学』[2]には，次のように記載されています。

> 「記憶に関しても，ヒトでは左右両半球で機能的な差異のあることが明らかになっている。すなわち，言語的な記憶には左半球が，非言語的な記憶には右半球が関与していることを示すデータがいろいろと発表されている。
> 　たとえば，左側の側頭葉が切除されると，言語的記憶が障害を受けるが，空間的記憶や図形の視覚的記憶などの非言語的な記憶は悪くならない。これに対し，右側の側頭葉切除では，空間的記憶や視覚的記憶など非言語的記憶が悪くなり，言語的記憶は損われない。」
>
> ［二木宏明『脳と記憶─その心理学と生理学』，pp.149-150］

　記憶障害を呈する患者さんの評価にあたっては，上記の検査バッテリーを組み合わせて実施することが多く，また認知症の患者さんの評価では日常的な生活記憶の評価スケールであるリバーミード行動記憶検査での評価が有用とされます。一方，失語症の患者さんについては言語性記憶のみでの評価が難しいため，視覚性記憶の検査（即時記憶であればウェクスラー記憶スケールの下位検査項目でもある視覚記憶範囲）を用いて評価，判断する，ということも多いです。

column

ワーキングメモリと言語性記憶，視覚性記憶

　ここでいきなり「ワーキングメモリ」という用語が出てくると，面食らうかもしれません。ワーキングメモリ（日本語では作業記憶あるいは作動記憶と呼ばれます）は認知心理学の領域で提唱された概念で，「部分的な文脈に関する情報を維持する記憶構造」，簡単に言えば，記憶情報を，状況に応じて脳内でいつでも使用できる状態にしておく，という短期記憶の働きです。臨床場面では，例えば数字の逆唱課題は，即時記憶と同時にワーキングメモリも測定している課題と言えます（呈示された数字列を，ひとまず順番に覚えておき，その情報を維持しながら，今度は逆に並べ替える作業をする）。この領域での第一人者ともいえる Baddeley（2000）[3]が提唱したモデルは図4-1に示すとおり，全体を統御する中央実行系（central executive），その下位システムとして機能する視空間メモ（visuospatial sketchpad），エピソード緩衝器（episodic buffer），音韻ループ（phonological loop）と呼ばれる要素から構成されています。音韻ループは第1章，短期記憶で示した図（図1-13 ☞ p.24）にある「リハーサル」という過程（例えば，電話番号を覚えるときに，心の中で何度も繰り返して情報を保持する）が相当します。

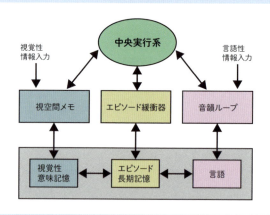

図4-1　Baddeley（2000）[3]によるワーキングメモリのモデルに視覚性・言語性情報入力経路を追加したもの
[Baddeley A：The episodic buffer：a new component of working memory? Trends Cogn Sci 2000；4：417-423 より改変して転載]

　このモデルを見ればおわかりいただけるように，言語性の情報と視覚性の情報は，入力された段階から処理される神経システムが異なると考えられ，言語性記憶と視覚性記憶を区別する根拠の1つになります。

言語性記憶の検査

　言語性の記憶とは，文字として読んだ情報（単語や文章），音声として聴いた情報を記憶する，という意味です。次の2つが日常臨床で頻用される言語性記憶の検査です。

▌標準言語性対連合学習検査
（standard verbal paired-associate learning test：S-PA）

（単語のペアを記憶する）

　以前は三宅式記銘力検査として使用されていた**聴覚性言語記憶検査**です。呈示される単語が時代にそぐわない（例：夏-とっくり），標準化されていない，ということから，新たに開発された検査です。

　対連合学習とは，2個の項目（単語や無意味綴り）を対にして次々と呈示し，それらの連合を形成する学習方法です。先に呈示する項目を刺激として，後に呈示する項目を反応として答えさせます。ウェクスラー記憶スケールの下位項目にも含まれている言語性対連合学習と同様の内容で，有関係対語10ペア（例：茶碗-箸），無関係対語10ペア（例：噴水-のこぎり）を記憶する，というものです。

　有関係対語（難易度は高くない）と**無関係対語**（難易度が高い）の結果を組み合わせて，年齢5歳刻みで低下，境界，良好のいずれに該当するかを判定します。

▌レイの聴覚性言語学習検査
（Rey auditory verbal learning test：AVLT）

（単語のリストを記憶する）

　聴覚呈示された単語リストを記憶，再生，再認する検査です。いくつかのバリエーションがありますが，基本は次のような手順で実施されます[1]。

①15語よりなる語系列（リストA）を読み上げる（1秒に1単語の速

度で）

➡直後に，呈示順にかかわらず，可能な限り多くの単語を口頭で
回答する（即時再生）

➡これを 5 回繰り返す

②リスト A とは異なる 15 の単語からなるリスト B を同様の方法
で読み上げ，直後に再生させる（干渉課題）

③干渉課題終了後に，リスト A のうち覚えている単語を口頭で回
答する

④一定時間（15〜60 分）経過した後に，リスト A のうち覚えてい
る単語を口頭で回答する（遅延再生）

⑤リスト A で呈示された単語を，30 個の単語リストから再認させ
る（遅延再認）

リスト A の例：大根　はさみ　ピアノ　膝　とんぼ　森　野球
　　　　　　　　まぐろ　さくら　緑　靴下　すずめ　りんご　鉄
　　　　　　　　馬

リスト B の例：にわとり　船　かつお　マラソン　人参　ズボン
　　　　　　　　みかん　たいこ　ライオン　山　カブトムシ
　　　　　　　　たんぽぽ　紫　肩　鉛筆

再認課題の例：キャベツ　赤　大根　ひばり　はさみ　ピアノ
　　　　　　　　ふえ　膝　銀　とんぼ　牛　さんま　サッカー　森
　　　　　　　　野球　まぐろ　すみれ　さくら　足　緑　靴下
　　　　　　　　すずめ　ボールペン　りんご　帽子　ぶどう　鉄
　　　　　　　　かまきり　馬　海

　オーストラリアでの研究[7]による年齢群，性別ごとの平均再生数
は次ページの**表 4-2**のとおりです。

表4-2 AVLTの性別，年齢群ごとの平均再生回数[7]

男性

年齢群	平均再生数〔（ ）内は標準偏差〕						
	16～19	20～29	30～39	40～49	50～59	60～69	70以上
第1試行（リストA）	6.9 (1.8)	8.4 (1.2)	6.0 (1.8)	6.4 (1.8)	6.5 (2.0)	4.9 (1.1)	3.6 (0.8)
第2試行（リストA）	9.7 (1.7)	10.8 (1.9)	8.0 (2.4)	9.0 (2.3)	8.6 (2.0)	6.4 (1.2)	5.7 (1.7)
第3試行（リストA）	11.5 (1.2)	11.3 (1.6)	9.7 (2.7)	9.8 (2.0)	10.1 (1.6)	8.0 (2.6)	6.8 (1.6)
第4試行（リストA）	12.8 (1.5)	12.2 (1.8)	10.9 (2.8)	11.5 (1.9)	10.7 (1.9)	8.5 (2.7)	8.3 (2.7)
第5試行（リストA）	12.5 (1.3)	12.2 (2.2)	11.4 (2.6)	10.9 (2.0)	11.8 (2.6)	8.9 (2.0)	8.2 (2.5)
合計	53.4 (5.4)	54.9 (7.0)	46.0 (10.9)	47.5 (8.3)	47.6 (8.5)	36.7 (8.4)	32.6 (8.3)
リストB（干渉課題）	6.9 (1.9)	6.5 (1.8)	5.3 (1.6)	6.1 (2.1)	5.0 (2.3)	4.9 (1.6)	3.5 (1.3)
干渉課題後再生	11.2 (1.6)	11.1 (1.7)	9.7 (2.3)	9.7 (2.5)	9.6 (2.9)	7.2 (2.8)	6.4 (1.7)
20分後遅延再生	11.3 (1.7)	10.6 (2.4)	10.4 (2.3)	10.5 (2.7)	10.0 (2.6)	7.1 (3.8)	5.6 (2.6)
リストA再認	14.4 (0.9)	14.2 (0.8)	13.5 (1.5)	14.2 (1.0)	13.9 (0.9)	12.4 (2.8)	11.5 (2.6)

（次ページへ続く）

エピソード記憶の検査方法　　097

(表4-2 続き)
女性

年齢群	平均再生数 [（ ）内は標準偏差]						
	16～19	20～29	30～39	40～49	50～59	60～69	70以上
第1試行（リストA）	7.8 (1.9)	7.7 (1.0)	8.0 (2.0)	6.8 (1.5)	6.4 (1.5)	6.0 (2.2)	5.6 (1.4)
第2試行（リストA）	10.5 (2.0)	10.5 (2.0)	10.8 (2.1)	9.4 (1.5)	8.2 (2.4)	9.0 (2.0)	6.9 (2.1)
第3試行（リストA）	12.3 (1.2)	12.2 (2.3)	11.5 (1.7)	11.4 (1.7)	10.2 (2.1)	10.8 (2.0)	8.9 (1.9)
第4試行（リストA）	12.5 (1.7)	12.0 (1.6)	12.9 (1.3)	11.7 (2.1)	11.1 (1.9)	11.3 (1.4)	10.1 (1.9)
第5試行（リストA）	13.3 (1.5)	12.9 (1.5)	12.7 (1.3)	12.8 (1.4)	11.6 (2.1)	11.9 (1.6)	10.1 (1.2)
合計	56.5 (6.0)	55.3 (6.6)	55.9 (6.3)	52.1 (7.1)	47.6 (7.7)	49.0 (7.1)	41.6 (6.6)
リストB（干渉課題）	7.7 (1.3)	7.9 (2.0)	6.5 (1.5)	5.2 (1.3)	4.6 (1.9)	5.3 (1.1)	4.2 (1.9)
干渉課題後再生	11.9 (2.5)	11.6 (2.5)	12.1 (1.9)	11.1 (2.4)	9.9 (2.8)	9.8 (1.6)	7.8 (1.8)
20分後遅延再生	11.4 (2.5)	11.0 (2.0)	12.2 (2.5)	11.1 (2.3)	10.2 (2.7)	10.3 (2.3)	8.3 (2.1)
リストA再認	13.8 (2.0)	14.4 (0.8)	14.2 (1.7)	14.4 (0.8)	13.7 (1.1)	13.8 (1.1)	13.6 (2.0)

[Geffen G, Moar KJ, O'Hanlon AP, et al: Performance measures of 16- to 86-year-old males and females on the auditory verbal learning test. Clin Neuropsychol 1990：4：45-63 を改変して転載]

視覚性記憶の検査

　視覚性の記憶とは，見た情報（絵，図形，物品，色，相貌など）を記憶する，という意味です。次の2つが日常臨床で頻用される視覚性記憶の検査です。

ベントン視覚記銘検査（Benton visual retention test）

図形の組み合わせを記憶する

　図4-2に示すような図版を一定時間呈示し，直後あるいは一定時間を空けて再生（描画）させる，という検査です。**施行法A**（10秒間の呈示直後に再生する），**施行法B**（5秒間の呈示直後に再生する），**施行法C**（模写する），**施行法D**（10秒間呈示し，15秒後に再生する）の4通りで評価します。1つの施行法で10パターンの図版が呈示されます。

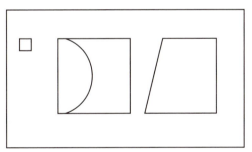

図4-2　ベントン視覚記銘検査の一例
本検査の著作権は株式会社三京房に帰属します。

　採点の基準として，①省略や追加はないか，②ゆがみはないか，③新しい図形に移行できるか，④回転はしていないか，⑤置き違いはないか，⑥大きさの誤りはないか，の項目を評価し，正しく再生できた数（正確数），誤って再生した数（誤謬数）で記載します。**表4-3**のように年齢別の平均が示されています。

表4-3 ベントン視覚記銘検査 施行法A（10秒間呈示直後に再生）の平均

年齢群	15～39	40～44	45～54	55～64
正確数	8	8	7	6
誤謬数	3	4	5	6

施行法B（5秒間呈示直後に再生）の正確数の平均は施行法Aの正確数-1
［アーサー・L・ベントン（著），高橋剛夫（訳）：新訂版視覚記銘検査使用手引．臨床と実験的利用．三京房，2010より作成］

レイ-オステライト複雑図形（Rey-Osterrieth complex figure test）
複雑な要素から構成された幾何学図形を記憶する

図4-3に示す複雑な要素から構成された幾何学図形を
①模写させる（このときに，覚えてください，とは言わない）
②直後に再生（描画）させる
③3～30分程度の時間を挟んで再生（描画）させる
という検査です。図は18個のユニットから構成されています。

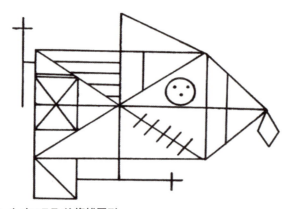

図4-3 レイ-オステライト複雑図形

次ページの図4-4に示す18のユニットごとに，採点基準に従って評価します。

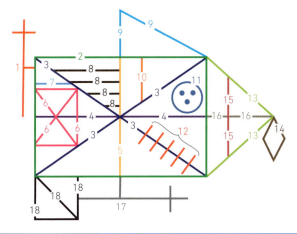

番号	説明
1	大きな長方形の外部にある左上隅の十字架
2	大きな長方形
3	大きな長方形の内部の対角線
4	大きな長方形の内部の水平線
5	大きな長方形の内部の垂直線
6	大きな長方形の左隅にある小さな長方形
7	小さな長方形の上の短い線分
8	大きな長方形の左上部にある 4 本の平行線
9	大きな長方形の右上部に付いている三角形
10	9 の下部にあり大きな長方形の中の短い垂直線
11	大きな長方形の内部にある 3 つの点を含んだ円
12	大きな長方形の右下にあり対角線を横断している 5 本の平行線
13	大きな長方形の右側に付いている三角形の 2 辺
14	13 に付いている菱形
15	13 の三角形の内部にある垂直線
16	13 の三角形の内部にある水平線
17	大きな長方形の下部にあり 5 の下に付いている十字架
18	大きな長方形の左下に付いている正方形

図 4-4　レイ-オステライト複雑図形の採点基準

それぞれのユニットにつき，以下の基準に従って採点します。

・ 形態，位置ともに正しく描けている ……………………………… 2 点
・ 形態は正しいが，位置が正確ではない …………………………… 1 点
・ 形態は歪んでいるか，または不完全であるが，位置は正しい
　………………………………………………………………………… 1 点
・ 形態は歪んでおり，位置も不正確である ……………………… 0.5 点
・ 形態の認識が不能，あるいは図が欠けている …………………… 0 点

　本邦で健常者を対象に検討された結果の平均は下表に示すとおりです[20]。

表 4-4　レイ-オステライト複雑図形の結果の平均[20]

年齢群	平均（標準偏差）					
	18〜24	25〜34	35〜44	45〜54	55〜64	65〜74
模写得点	35.8 (0.5)	35.8 (0.4)	35.8 (0.5)	35.8 (0.5)	35.8 (0.5)	35.7 (0.8)
3 分後再生得点	25.7 (5.7)	24.6 (6.3)	23.7 (5.6)	23.3 (5.1)	21.1 (4.2)	19.0 (3.6)
30 分後再生得点	24.8 (5.4)	23.4 (5.3)	22.7 (6.0)	22.1 (5.3)	19.9 (4.0)	17.9 (3.7)

［山下光：本邦成人における Rey-Osterrieth 複雑図形の基準データ．特に年齢の影響について．精神医学 2007；49：155-159 を改変して転載］

全般的な記憶検査

ウェクスラー記憶スケール（Wechsler memory scale：WMS）

（万能かつ標準的な記憶検査）

　世界中で広く用いられている記憶検査で，**言語性記憶，視覚性記憶，注意/集中力，遅延再生，一般的記憶**の 5 項目について，複数の下位検査結果により評定を行います。これらの各項目を網羅してあるので，「全般的な」記憶検査という位置づけになります。本邦では 2001 年に出版された改訂版（WMS-R）が用いられています

が，世界的には第 3 版が使用されています。

言語性記憶は，次の 2 種類の下位検査により評価します。

①言語性対連合

「金属−鉄」のように有関係の単語対と，「キャベツ−筆」のように無関係の単語対を 4 個ずつ記憶する。

②論理的記憶

25 個のパーツから構成された物語文を聴覚呈示し，直後に再生させる。2 つの物語文で行う。

視覚性記憶は，次の 3 種類の下位検査により評価します。

①図形の記憶

1 種類の図形を 5 秒間呈示し，直後に 3 種類の中から選択させる。これを 1 試行。次に 3 種類の図形を 15 秒間呈示し，直後に 9 種類の中から選択させる。これを 3 試行。

②視覚性対連合学習

6 色の正方形と 6 種類の抽象的な図形のペアを呈示し，その後に図形だけを見せてペアになっていた正方形の色を選択させる。

③視覚性再生

4 種類の図形を 1 つずつ呈示し描画させる。

注意/集中力は，次の 3 種類の下位検査により評価します。

①精神統制

次の 3 つの課題で評価する。

・20 から 1 まで順番に数字を言う課題

・五十音を「あいうえお…わをん」まで言う課題

・1，4，7……のように 2 つおきの数字を言う課題

②数唱

3〜8 桁の数字を，呈示した順番で復唱させる順唱課題と，2〜7 桁の数字を，呈示した順番とは逆順に復唱させる逆唱課題。

エピソード記憶の検査方法　　**103**

③視覚性記憶範囲

　検査用紙にランダムに配置された 8 個の正方形を，検査者が指したとおりの順番で指す課題。数唱と同様に，同じ順番と逆の順番がある。

　遅延再生は，視覚性対連合，視覚性再生，言語性対連合，論理的記憶，の 4 種類の下位検査を，最初に実施してから 30 分後に，もう 1 度実施して評価します。

　一般的記憶は，言語性記憶と視覚性記憶のスコアを合算して評価します。

　言語性記憶，視覚性記憶，注意/集中力，遅延再生，一般的記憶の 5 項目は，それぞれ平均 100，1 標準偏差が 15 となるよう設定された指数により評価されます。したがって健常者の 2/3 は 85〜115 の範囲に，95％は 70〜130 の範囲に入ります。ある患者さんの WMS の結果が

言語性記憶 95，視覚性記憶 63，注意/集中力 84，
遅延再生 85，一般的記憶 82

であったとすると，この患者さんでは視覚性記憶が平均より劣っている，その他は概ね正常範囲にある，と判断されます。

行動記憶の検査

リバーミード行動記憶検査（Rivermead behavioural memory test）
生活記憶を検査する

　以下の 9 種類の下位検査から構成された検査バッテリーです。
①姓名の記憶

②持ち物の記憶

　被検者から借りた物品を，引き出しの中，戸棚，ファイルキャビ
ネット，かばんのどれかに隠し，すべての検査終了後に，物品を
返してもらうこと，どこに隠したかを記憶させる。

③約束の記憶

　タイマーを 20 分後に設定し，タイマーが鳴ったときに，次の来
院予定や検査予定などを尋ねさせることを教示し，実際に遂行で
きるかをみる。

④絵の遅延再認

⑤物語の直後再生・遅延再生

⑥顔写真の遅延再生

⑦道順の直後再生・遅延再生

　検査者が「連絡」と書かれた封筒を持って，検査室内を椅子→ド
ア→窓→机→椅子，などの順番で移動する。出発点以外の地点で
封筒を置く。この行程を被検者にも再現させる。

⑧用件の記憶（直後再生・遅延再生）

　道順の検査で「連絡」と書かれた封筒を，決められた地点に置く
「用件」を記憶しているかをみる。

⑨見当識

　時間・場所の見当識，年齢，生年，都道府県知事，首相の名前を
問う。

　物語の直後再生・遅延再生など，WMS と重複する内容もありま
すが，約束の記憶，用件の記憶など，日常生活で用いられるような
設定での記憶検査も含まれています。行動記憶という名前は，日常
生活における将来の行動（予定記憶，展望記憶と呼ばれます）を含めた
記憶全般を反映していることに由来すると考えられ，実際に高次脳
機能障害や認知症の患者さんの評価に有用です。特に初期のアルツ
ハイマー病では WMS よりもリバーミード行動記憶検査のほう
が，日常記憶の障害を鋭敏に反映することが報告されています[11]。

表 4-5　リバーミード行動記憶検査の年齢群別カットオフ値

年齢群	39 歳以下	40 〜 59 歳	60 歳以上
標準プロフィール点合計	19/20	16/17	15/16
スクリーニング点合計	7/8	7/8	5/6

標準プロフィール点：姓名，持ち物，約束，絵，物語（直後と遅延），顔写真，道順（直後と遅延），用件，見当識（日付以外），日付の 12 項目を 2/1/0 点で評価（最高 24 点）
スクリーニング点：姓，名，持ち物，約束，絵，物語，顔写真，道順（直後と遅延），用件，見当識（日付以外），日付の 12 項目を 1/0 点で評価（最高 12 点）
［綿森淑子，原寛美，宮森孝史，他：日本版 RBMT リバーミード行動記憶検査 2023 年増補版．千葉テストセンター，2023 より作成］

column

長谷川式認知症スケール（HDS-R）

　認知症のスクリーニング検査として，日常臨床で頻用されていますが，記憶（特に言語性記憶）の検査ツールという一面もあります。30 点満点でカットオフ値は 21 点（20 点以下で認知症の疑いがある）とされています。
　質問項目としては

・年齢を教えてください（自己の見当識）
・日付を教えてください（時間の見当識）
・現在いる場所を教えてください（場所の見当識）
・これから言う 3 つの単語を覚えてください（即時記憶の評価）
・100 から 7 ずつ引いてください（計算能力の評価。注意/集中力とも関係）
・これから言う数字を逆の順番で言ってください　6-8-2，3-5-2-9（作動記憶の評価。注意/集中力とも関係）
・先ほど言った 3 つの単語を教えてください（近時記憶の評価）
・これから呈示する 5 つの物品を覚えてください（視覚性記憶の評価）
・野菜の名前をできるだけ多く教えてください（語想起の評価）

から構成されていますが，記憶に関係した項目が多いことがおわかりいただけるでしょう。

逆向性健忘（遠隔記憶）の検査

　前向性健忘（近時記憶）を評価する検査バッテリーは，標準化されたものが各種開発されているのに対して，逆向性健忘（遠隔記憶）

を評価する検査バッテリーには，標準化された，あるいは普遍的な
ものは今のところありません。逆向性健忘で評価される遠隔記憶
は，**自伝的エピソード記憶**，**自伝的意味記憶**，**社会的出来事記憶**に
分けられますが，自伝的記憶は被検者によって異なる個別のエピ
ソードの集合であり，さまざまな生い立ちを持つ被検者間で同一の
検査項目を設定することに無理があります。

　また社会的出来事の記憶も，**生育歴**（ある社会的出来事が発生したと
きの年齢，居住地など），**関心の有無**，などによって，情報への親密度
が異なるため，標準化することが難しいと考えられます[19]。

　最も確実な評価方法は，患者さんの家族や知人から個人的なエピ
ソードを聴取し，それについての**インタビュー**を行う，というもの
です。個々の患者さんに，どの程度の期間の逆向性健忘が存在する
のか，については評価できますが，同じ検査をほかの患者さんにそ
のままの形で流用することはできません。

自伝的記憶の検査

Kopelman の自伝的記憶インタビュー
（autobiographical memory interview）

　このような問題点を解決するために開発された自伝的記憶の検査
方法として，Kopelman の自伝的記憶インタビュー[10]があります。
これは自伝的エピソード記憶課題として，

・**幼少期**（例：就学前）

・**成人期**（例：結婚式）

・**最近**（例：昨年の旅行）

について，手がかりとなる教示に従って，それぞれ 3 つの出来事
の再生を求める，というものです。例えば，就学前のエピソードで
あれば，「学校に上がる前の出来事について教えてください。その
出来事には兄弟，姉妹は一緒でしたか？」など，成人期のエピソー
ドであれば，「結婚式について覚えていることを話してください。
それはご自身の結婚式ですか？　あるいは知人の結婚式ですか？

出席者はどなたがいましたか？」などとなります。

　自伝的意味記憶の課題としては，

①**背景情報**：氏名や生年月日など

②**幼少期**：住んでいた場所や友人の名前など

③**成人期**：勤務先や高校，大学の名前など

④**最近1年**：病院の名前や場所など

の4項目について質問し，終了後に，被検者の家族などに裏づけをとり，作話が混入していないか確認する，というものです。

　このインタビュー法を用いた検討から，自伝的記憶の障害がみられる患者さんでは，障害の程度は現在に近いほど大きいこと，意味性認知症の患者さんでは自伝的エピソード記憶と自伝的意味記憶の障害の程度が乖離し，意味記憶が障害される一方で，エピソード記憶は比較的保たれること，などが明らかにされています[12]。

▎慶應版自伝的記憶検査[21]

　本邦では慶應版自伝的記憶検査が開発され，コルサコフ症候群を対象とした検討で，従来の自伝的記憶検査の結果と相関があったことが報告されています[21]。また，フランス語で作成された自伝的エピソード記憶検査の日本語版について，その妥当性を検証した報告[14]もあります。自伝的記憶の評価方法と問題点についての総説は，松本昇先生の論文[12]をご参照ください。

社会的出来事記憶の検査

　本邦で開発され，妥当性についても検討された**社会的出来事記憶の検査バッテリー**としては，以下のもの[4~6]があります。いずれもインターネットを通じてアクセスすることができ，論文に記載された方法で実施します。一部を紹介します。

▎社会的出来事テスト［深津ら[6]（1994）より一部を引用］

　以下の80問の質問に対して，4つの選択肢から正解を選ぶ検査

バッテリーです。

1. 国会のいわゆる「バカヤロー解散」を行った首相は誰か。

   田中角栄　竹下登　米内光政　吉田茂

2. 砒素ミルク事件を起こしたミルク製造会社はどこか。

   森永　明治　雪印　グリコ

3. ハイジャックされた日航機よど号はどこの国へ行ったか。

   中国　韓国　ソ連　北朝鮮

（中略）

80. 高校野球決勝戦で延長 18 回引き分け再試合となった三沢高校の投手は誰か。

   太田幸司　江川卓　定岡正二　山田久志

有名人の顔が含まれる社会的出来事写真を用いた遠隔記憶検査

［江口ら[5]（2016）より一部を引用］

①1 枚の写真を呈示し，どのような出来事があったか，詳細に答えるよう求め，写真と関係する有名人の名前を自発再生させる

②4 つの名前の選択肢を呈示し，正答と思われる名前を選択させる。4 つの選択肢は「当該の有名人（ターゲット）」「ターゲットと職業は異なるが同じ年代に社会的に有名になった人物」「ターゲットと年代は異なるが同じ職業に就いている人物」「ターゲットと年代，職業がともに異なる任意に選んだ有名人」で構成されている（表 4-6）

③写真で呈示した出来事について，一部が空欄になっている説明文を呈示し，正しいと思う語句を自由に回答させる

④以上の手続きを 1970〜2010 年の 10 年ごとに 6〜8 枚（2010年は 2 枚），合計 31 枚の写真で繰り返す

なお，この検査には 2010 年以降の情報を取り入れた更新版[18]も作成されています。

表 4-6 使用する写真の項目と写真の内容および、選択肢[5]

社会的事象の生じた年	正答	正答と職業は異なるが同じ年代に社会的に有名になった	正答と年代は異なるが同じ年代に職業に就いている	年代と職業がともに異なる任意に選んだ有名人	提示する写真の内容 （ ）［は説明文の穴埋めのターゲットとなる語句	ジャンル
練習	浅田 真央	松下 奈緒	伊藤 みどり	安室 奈美恵	バンクーバー冬季五輪 女子フィギュアスケート メダル獲得	スポーツ
2010	高橋 大輔	生田 斗真	本田 武史	葉加瀬 太郎	バンクーバー冬季五輪 男子（フィギュアスケート）で初のメダル獲得	スポーツ
2009	福山 雅治	川島 永嗣	香取 慎吾	江田 五月	NHK大河ドラマ「（龍馬）伝」好評	芸能 文化
2009	バラク・オバマ	マイケル・ジャクソン	ジミー・カーター	ダスティン・ホフマン	（米国の大統領）に就任	政治
2009	麻生 太郎	桂 米朝	宮澤 喜一	松村 邦洋	衆議院議員選挙で（自民）党大敗、政権交代へ	政治
2009	鳩山 由紀夫	渡辺 謙	竹下 登	宇津井 健	政権交代で（民主）党初の総理大臣が誕生	政治
2006	荒川 静香	倖田 來未	渡部 絵美	宮部 みゆき	トリノ冬季五輪フィギュアスケート金メダル。（イナバウアー）は流行語に	スポーツ
2006	斎藤 佑樹	村上 世彰	荒木 大輔	亀梨 和也	早稲田実業投手、（ハンカチ王子）と呼ばれ夏の甲子園大会で大人気	スポーツ
2001	小泉 純一郎	和泉 元彌	鈴木 善幸	工藤 公康	日本と（北朝鮮）との間で初の首脳会談実現	政治
2000	高橋 尚子	仲間 由紀恵	増田 明美	香山 リカ	シドニー五輪、女子（マラソン）で金メダル獲得	スポーツ
1996	有森 裕子	山口 智子	野口 みずき	大空 真弓	アトランタ五輪女子マラソン銅メダル。「（自分を）ほめたい」	スポーツ
1995	横山 ノック	上祐 史浩	東国原 英夫	金本 知憲	参議院議員を辞職して（大阪府知事）に立候補し、当選	政治

（以下略）

［江口洋子、穴水幸子、斎藤文恵、他：有名人の顔が含まれる社会的な出来事写真を用いた遠隔記憶検査作成の試み. 認知リハビリテーション 2016；21：5-20 より改変して転載］

意味記憶の検査方法

　意味記憶の検査方法も標準化されたものはありません。意味記憶障害はそのほとんどが，意味性認知症（第2章☞ p.39，第3章☞ p.79を参照）によるものであるため，ここでは**意味性認知症の診断基準**をもとに，どのような検査を行えばよいか，みていきます。

　病初期に語（左優位病変の場合）あるいは相貌（右優位病変の場合）の意味記憶が選択的に障害される意味性認知症は，65歳以前で発症した場合は，特定疾患として認定され，医療費が公費で支給される制度があります。厚生労働省のウェブサイト（https://www.nanbyou.or.jp/entry/4841）から，意味性認知症（前頭側頭葉変性症の下位項目）の診断基準にアクセスできますが，そこで記載されている臨床症状は以下のとおりです。

（1）**必須項目**
　　A．**物品呼称の障害**
　　B．**単語理解の障害**
（2）**以下の4つのうち少なくとも3つを認める**
　　A．**対象物に対する知識の障害**（特に低頻度/低親密性のもので顕著）
　　　【例】富士山や金閣寺の写真を見せても，山や寺ということは理解できても特定の山や寺と認識できない。信号機を提示しても「信号機」と呼称ができず，「見たことない」「青い電気がついとるな」などと答えたりする。
　　　有名人や友人，たまにしか会わない親戚の顔が認識できない。それらを見ても，「何も思い出せない」「知らない」と言ったりする。

4

記憶の検査方法

111

B. 表層性失読・失書

【例】「団子」を「だんし」,「三日月」を「さんかづき」と読むなど。

C. 復唱は保たれる。流暢性の発語を呈する

D. 発話（文法や自発語）は保たれる

　必須項目のAおよびBがともにみられる（例えば,目の前に呈示された時計を「時計」と呼称できない,かつ複数の物品の中から時計を選択するように指示されても正しく選択できない）ことを,二方向性の失名辞（two-way anomia）と呼ぶことがあります。

　したがって,意味記憶障害の有無については,

①眼前に呈示した物品（あるいは線画）を呼称させる

②複数の物品の中から指示された部品を選択させる

③熟字訓（土産,土筆など,特殊な読み方をする熟語）の読みを確認する

④家族,知人,有名人の顔写真を呈示して,名前を問う

という方法を組み合わせて判断することになります。

column

意味性認知症と進行性失語

　意味性認知症は前頭側頭葉変性症（FTLD）の一臨床型ですが,原発性進行性失語（primary progressive aphasia：PPA）の意味型（semantic variant PPA：svPPA）と同じ病態を示します。

　第3章 [☞ p.79] で説明したように,FTLDは前頭葉および/または側頭葉を主病変とする神経変性疾患の総称で,行動障害型前頭側頭型認知症,進行性非流暢性失語,意味性認知症の3臨床型が含まれます。一方,PPAは①言語の症状が最も顕著である,②言語の症状が日常生活活動の障害の主たる原因である,③失語が発症時および病初期における最も顕著な障害である,という特徴を満たす臨床症候群であり,非流暢/失文法型,意味型,ロゴペニック型の3タイプが含まれます[8]。

意味性認知症では，図 4-5 の
① 左列に示すような特殊な読み方をする熟語（熟字訓）を正しく読むことができません
例：「しゃみせん」を「さんみせん」，「えび」を「かいろう」と誤読する（表層性失読）。
② 右側の絵を見せて「カレンダーはどれですか？」「耳はどれですか？」と質問しても，正しい絵を選択することができません
③ 右側の絵と左列の熟語が指すものを正しくマッチングすることもできません
詳しくは田辺敬貴先生の論文[16]をご参照ください。

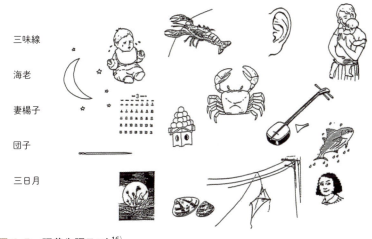

図 4-5　語義失語テスト[16]
〔田辺敬貴, 池田学, 中川賀嗣, 他：語義失語と意味記憶障害. 失語症研究 1992；12：153-167 より転載〕

意味記憶の検査方法　　113

手続き記憶の検査方法

　第1章～第3章で説明したように手続き記憶の内容は広範囲に及びます。復習になりますが，技能の獲得課題，プライミングについて，もう1度，リストアップします。

▎運動技能の検査課題
・ 鏡映描写課題 [☞ p.18]
・ 回転盤追跡課題
・ 両手協応動作課題 [☞ p.42]
などがありますが，いずれも特殊な検査装置を必要とし，いわゆる「実験室」で行われるような検査が主体です。

▎知覚技能の検査課題
・ 鏡像文字音読課題（第2章参照☞ p.40）
・ 不完全線画認知課題[15]（図4-6のような，一部あるいは大部分が欠けた線画を呈示し，何の絵かを答えさせる）
などがあります。被検者の反応をミリ秒単位で測定するため，やはり特殊な検査環境を必要とします。

▎認知技能の検査課題
・ ハノイの塔，トロントの塔（ハノイの塔と同様の検査ですが，異なる大きさの円板ではなく，色の濃淡がついた円板を用います）
・ ジグソーパズル
などがあります。
　なお，純粋健忘を呈した同一患者さんに対して運動技能，知覚技能，認知技能について検討した研究報告[17]があります。

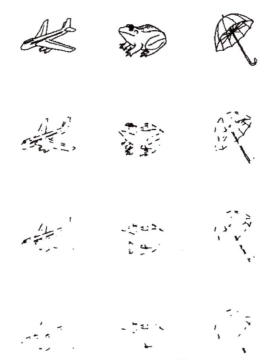

図4-6 不完全線画認知課題（Snodgrassら）[15]
[Snodgrass JG, Smith B, Feenan K, et al：Fragmenting pictures on the Apple Macintosh computer for experimental and clinical applications. Behav Res Methods Instrum Comput 1987；19：270-274 より転載]

プライミングの検査方法

　第1章でも述べましたが[☞p.19]，日常臨床でプライミングが問題になることはほとんどありません。そのため，ここではプライミング効果が見出されたときの実験方法について紹介し，プライミングについての理解を深めていただきたいと思います。

　以下で取り上げるのは，Meyerら[13]の研究で紹介されている実験方法で，日本におけるプライミング研究の草分け的論文[9]からの引用です。次のような手続きで実験が行われます。

①被検者は呈示された文字列が実在の単語か否かを判断する
　「NURSE」は Yes，「NIRSE」は No と反応する

手続き記憶の検査方法　　115

②文字列が呈示されてから Yes/No の反応までに要した時間を計
　測する

③被検者は次に呈示された文字列についても，実在の単語か否かを
　判断し，Yes/No で反応する

④文字列が呈示されてから Yes/No の反応までに要した時間を計
　測する

ここで肝となるのが，はじめに呈示された文字列と 2 回目に呈示
された文字列が，**意味的な関連があるかどうか**，という点です。意
味的な関連があるものの例は BREAD–BUTTER や NURSE–DOC-
TOR，意味的な関連がないものの例は BREAD–DOCTOR や
NURSE–BUTTER となります（表4-7）。

　実験の結果，呈示された文字列（単語）に意味的な関連がある場
合に，2 回目に呈示された文字列の正誤判断に要した時間は，意味
的な関連がない場合よりも有意に短く，Yes/No の正答率も高かっ
たことが示されました。この結果から，「はじめに呈示した文字列
（プライマー）によって提供された意味的文脈が，2 回目に呈示された
文字列（ターゲット）の処理を促進した」，あるいは「1 つの単語を
読むことによって，それと意味的に関係のある単語への期待が高ま
り，それらの単語の認知速度が速められた」という可能性が推定さ
れ，この効果を**プライミング効果**と呼ぶことになった，とされてい
ます。

表 4-7　Meyer ら[13]の実験方法の概略

意味的な関連がある場合

試行	プライマー	ターゲット	正しい反応
1	DOCTOR	NURSE	Yes
2	DOCTOR	NIRSE	No
3	BUTTER	BREAD	Yes
4	BUTTER	BRIAD	No

意味的な関連がない場合

試行	プライマー	ターゲット	正しい反応
5	DOCTOR	BREAD	Yes
6	DOCTOR	BRIAD	No
7	BUTTER	NURSE	Yes
8	BUTTER	NIRSE	No

　Meyer らの実験結果によると，試行 1〜4 の反応時間は試行 5〜8 の反応時間よりも短く，正しい反応を示す頻度も意味的な関連がある場合のほうが高かったことから，呈示されたプライマーによる意味的文脈が，ターゲットの正誤判断を促進していたと考えられます。

本章のまとめ

- 前向性健忘の検査方法として，言語性記憶については標準言語性対連合学習検査，レイの聴覚性言語学習検査，視覚性記憶についてはベントン視覚記銘検査，レイ-オステライト複雑図形，全般的な検査はウェクスラー記憶スケール（WMS），日常記憶を含めた検査はリバーミード行動記憶検査などがあり，いずれも標準化されています。

- 逆向性健忘（遠隔記憶）の検査方法として，Kopelman の自伝的記憶インタビュー，慶應版自伝的記憶検査などがあり，また社会的出来事の記憶検査課題もいくつか報告されています。

- 手続き記憶（技能，プライミング）についても，研究用途ではありますが，それぞれ検査方法が開発されています。

確認のための Q & A

Q1 言語性記憶を評価する標準化された検査バッテリーを挙げてください

Q2 視覚性記憶を評価する標準化された検査バッテリーを挙げてください

Q3 ウェクスラー記憶スケール (WMS) の 5 つの評価指数を挙げてください

Q4 日常記憶を評価する標準化された検査バッテリーを挙げてください

Q5 自伝的記憶の評価に用いる検査を挙げてください

4
記憶の検査方法

A1 標準言語性対連合学習検査，レイの聴覚性言語学習検査
A2 ベントン視覚記銘検査，レイ-オステライト複雑図形
A3 言語性記憶，視覚性記憶，注意/集中力，遅延再生，一般的記憶
A4 リバーミード行動記憶検査
A5 Kopelman の自伝的記憶インタビュー，慶應版自伝的記憶検査

文献

※「雑誌掲載論文」はすべてインターネット上でアクセス可能です。

書籍

1) Mitrushina MN, Boone KB, D'Elia LF：Rey auditory-verbal learning test. In：Handbook of Normative Data for Neuropsychological Assessment. Oxford University Press, 1999, pp.323-370.

2) 二木宏明：脳と記憶―その心理学と生理学. 共立出版, 1989, pp.149-150.

雑誌掲載論文

3) Baddeley A：The episodic buffer：a new component of working memory? Trends Cogn Sci 2000；4：417-423.

4) 江口洋子, 数井裕光, 永野啓輔, 他：視覚性遠隔記憶検査の作製とその妥当性の検討. 神経心理 1996；12：58-66.

5) 江口洋子, 穴水幸子, 斎藤文恵, 他：有名人の顔が含まれる社会的出来事写真を用いた遠隔記憶検査作成の試み. 認知リハビリテーション 2016；21：5-20.

6) 深津玲子, 藤井俊勝, 佐藤睦子, 他：長期記憶に対する年齢の影響. 臨床神経 1994；34：777-781.

7) Geffen G, Moar KJ, O'Hanlon AP, et al：Performance measures of 16- to 86-year-old males and females on the auditory verbal learning test. Clin Neuropsychol 1990；4：45-63.

8) Gorno-Tempini ML, Hillis AE, Weintraub S, et al：Classification of primary progressive aphasia and its variants. Neurology 2011；76：1006-1014.

9) 川口潤：プライミング効果と意識的処理・無意識的処理. 心理学評論 1983；26：109-128.

10) Kopelman MD, Wilson BA, Baddeley AD：The autobiographical memory interview：a new assessment of autobiographical and personal semantic memory in amnesic patients. J Clin Exp Neuropsychol 1989；11：724-744.

11) 松田明美, 数井裕光, 博野信次, 他：軽症アルツハイマー病患者におけるリバーミード行動記憶検査の有用性. 脳神経 2002；54：673-678.

12) 松本昇：自伝的記憶の構造と測定課題. 認知心理学研究 2022；19：39-57.

13) Meyer DE, Schvaneveldt RW：Meaning, memory structure, and mental processes. Science 1976；192：27-33.

14) 関口理久子：自伝的エピソード記憶検査（Test Episodique de Mémoire du Passé autobiographique）の日本語版作成の試み. 関西大学心理学研究 2010；1：41-52.

15) Snodgrass JG, Smith B, Feenan K, et al：Fragmenting pictures on the Apple Macintosh computer for experimental and clinical applications. Behav Res Methods Instrum Comput 1987；19：270-274.

16) 田辺敬貴, 池田学, 中川賀嗣, 他：語義失語と意味記憶障害. 失語症研究 1992；12：153-167.

17) 月浦崇, 鈴木匡子, 藤井俊勝, 他：健忘症患者における手続き記憶―運動技能と知覚・認知技能との解離―. 神経心理 1998；14：216-224.

18) 山本小緒里, 小西海香, 江口洋子, 他：2010年以降の本邦の社会的出来事に関する「遠隔記憶検査」更新版の開発. 高次脳機能研究 2024；44：199-209.

19) 山鳥重：「遠隔記憶」. 失語症研究 1998；18：181.

20) 山下光：本邦成人における Rey-Osterrieth 複雑図形の基準データ. 特に年齢の影響について. 精神医学 2007；49：155-159.

21) 吉益晴夫, 加藤元一郎, 三村將, 他：遠隔記憶の神経心理学的評価. 失語症研究 1998；18：205-214.

第 **5** 章

症例検討

＊　○──────────◯ 本 章 の 目 標 ◯──────────○　＊

- 実際の症例を通して，記憶障害の評価と解釈，臨床的な意義づけについて学びます。

- 前章までに学んだ内容が，実臨床でどのように現れてくるかを理解します。

- 復習かつ応用編です．自分が遭遇したらどう考えるかを意識して読み進めることで，より理解を深めます。

＊　──　＊

　本章ではエピソード記憶を主体とした記憶障害がみられた症例を6例呈示します。各症例について，神経心理学を専門とする「先生」と，目下勉強中の「生徒」による対話を通してみていきます。
　それぞれの症例を通じて，特に以下の項目についてフォーカスを当てます。
・エピソード記憶の障害とパペッツの回路の損傷との関係
・逆向性健忘の検査と評価
・一過性全健忘の症状と経過
・外傷性健忘の症状と経過
・てんかんと記憶障害の関係
　なお，アルツハイマー病や意味性認知症の典型例にみられる症状については，第1章 [☞ p.12]，第2章 [☞ pp.33，39]，第4章 [☞ p.90] に，作話や記憶錯誤の実例については第2章 [☞ p.49] に記載しましたので，そちらをご参照ください。また，意味性認知症については，症例報告のお手本になる論文がインターネット（J-STAGE）からフリーアクセスできますので，ぜひご覧ください [原健二，松田実，水田秀子：Semantic dementia の一例．神経心理学 1999：15：61-70]。
　なお，症例によって「三宅式記銘力検査」の結果が記載されていますが，標準言語性対連合学習検査が実用化される前の症例であることをお断りしておきます。

122

症例 1

パペッツの回路の損傷により
記憶障害は生じうるか?
単純ヘルペス脳炎例

本例で学ぶポイント

・ 単純ヘルペス脳炎の後遺症ではどのような記憶障害がみられるかを
理解します
・ 単純ヘルペス脳炎では脳のどの部位が損傷されるかを理解します

先生：最初の症例は単純ヘルペス脳炎（herpes simplex encephalitis：
HSE）です。

生徒：なぜ HSE 症例を取り上げるのですか？

先生：HSE は単純ヘルペスウイルス感染による脳炎で，後遺症と
して記憶障害を呈することが多い疾患です。日常臨床でも遭
遇する可能性がありますので，記憶障害を学ぶうえでは知っ
ておくべき疾患といえます。この症例は，患者さんが亡く
なった後に神経病理学的な検索が行われ，病変を正確に同定
することができました。症状と病変が対応するとは，どのよ
うなことなのか，を学ぶ機会になると思います。
　　　まずは本例の概要をみていきます。

症 例

　患者さんは 60 歳台の右利き男性で会社勤務。主訴は異常言動です。
　現病歴です。生来健康であり，既往歴にも特記することはありま
せん。61 歳時の某月某日，朝から身体がだるそうであり，家族に
「会社を休む」と言ったそうです。体温を測ると 39℃ 台の発熱が
ありました。時々後ろを振り返るような仕草がみられたり，「カー
テンに何か付いている」と言ったりしていたので，家族は不審に

思っていました。翌日，近医を受診し，総合感冒薬が処方され，37℃台まで解熱しましたが，前日と同様の異常言動は続いていたそうです。3日後に会社に出勤し，20時頃まで仕事をして，退社時には同僚と最寄りの駅まで一緒でしたが，その後行方がわからなくなり，およそ50km離れた場所で，他人の車の中で寝ているところを警察に保護されました。傾眠傾向であり，またわけがわからないことを話していたため，家族に連れられて救急外来を受診しました。

受診時には意識障害（JCS 2，場所についての見当識が障害されている），項部硬直がみられました。脳脊髄液検査で細胞数増多（233.3/μL），蛋白上昇（121 mg/dL）が確認され，髄膜脳炎の診断で入院しました。

その後の経過

単純ヘルペス感染による髄膜脳炎を考えて，入院直後より，抗ウイルス薬（アシクロビル）の点滴投与を開始しました。その後，入院時の脳脊髄液より単純ヘルペスウイルス DNA が検出され，HSE の診断が確定しました。治療により徐々に意識レベルは改善，安定し，記憶障害，前頭葉機能障害，症候性てんかんの後遺症はあったものの，約3カ月後に自宅へ退院することができました。

退院の2カ月後に自宅から外出したまま戻らず，約20km離れた公園で警察に保護される，というエピソードがありました。発症から約2年半後にけいれん重積のために入院。加療中に急性心不全のため，HSE の発症から2年4カ月後に死亡されました。

画像所見

画像所見の経過です。急性期の頭部 MRI 検査では右側頭葉内側を中心とする辺縁系に出血を含む浮腫性の病変を認めました（図5-1）。

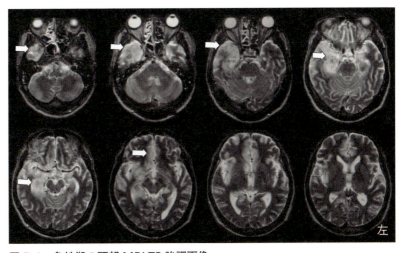

図 5-1　急性期の頭部 MRI T2 強調画像
右側頭葉（内側から外側にかけて），右前頭葉内側に高信号を認めます（⇨）。

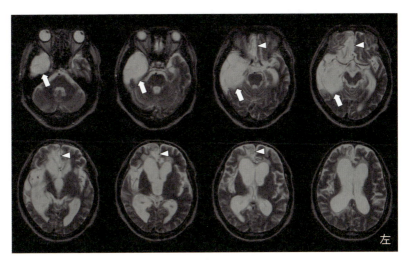

図 5-2　慢性期の頭部 MRI T2 強調画像
右側頭葉全体が高信号となり（⇨），右優位に両側側脳室が拡大していることから，高度な脳萎縮が存在することがわかります。右前頭葉も底面から内側面が高信号を呈しています（▷）。

　慢性期の頭部 MRI（図 5-2）では，右優位に側頭葉内側部の著明な萎縮と脳室拡大がみられました。

慢性期の脳血流SPECTでは，右優位に両側側頭葉と前頭葉での取り込み低下がみられました（図5-3）。

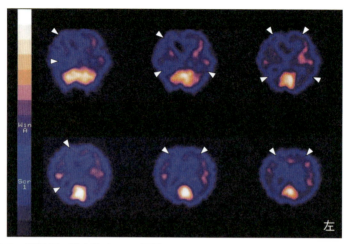

図5-3　慢性期の脳血流SPECT画像
右優位に両側側頭葉・前頭葉での血流低下を認めます（▷）。

先生：臨床経過で39℃台の発熱に続いて異常な言動が出現していること，受診時に見当識障害と髄膜刺激症候（本例では項部硬直）がみられたこと，脳脊髄液検査で細胞数増多（正常は3.3/μL以下）および蛋白上昇（正常は10～40 mg/dL）を認めたことから，割と典型的な髄膜脳炎と考えられるでしょう。

生徒：外出したまま戻らず，約20 km離れた公園で警察に保護された，というのは，どのような症状なのでしょうか？

先生：この後で記憶検査の結果とともに示しますが，この患者さんは後遺症として前頭葉機能障害がみられていました。脱抑制と見当識障害を反映した症状であったと考えられます。初回の入院前にも発熱の後に行方がわからなくなり，会社からおよそ50 km離れた場所で，他人の車の中で寝ているところを警察に保護された，というエピソードがあるので，同じ症状を繰り返したのかもしれません。

記憶評価の結果

先生：それでは，発症から 3 カ月の時点（退院直前）での記憶検査の結果をみていきます。

- **数唱**：順唱 7 桁であり，即時記憶は保持されています。
- **Randt 記憶検査**：「習得と再生」指数 61，「遅延再生」指数 52，「記憶指数」50。いずれも大きく低下しており，前向性健忘の存在が明らかです。
- **三宅式記銘力検査**：有関係対語 5-8-8，無関係対語 0-0-1 であり，いずれも低下しています。
- 日常生活のエピソードに関する記憶は比較的保持されていましたが，質問に対して返答に窮すると取り繕うように**作話**がみられました。例えば仕事についての質問に対して「昨日さ，渡辺とかいっぱい連れてきたよ」「ここは杉本商事だ」（いずれも事実とは異なる）などです。また前日に聞いた物語の内容を再生させると大幅に変容していました。
- 意味記憶については，ことわざの理解が不良（「猿も木から落ちる」の意味は「過信した俺は木から落ちることはないと思う」と回答）であり，「海老」のような熟字訓も正しく読めなかったことから，**意味記憶の障害**が疑われました。

　記憶以外の高次脳機能検査として，語想起課題では語頭音で 4 個，カテゴリーで 6 個と低下していました。また Stroop（ストループ）テストでは，非ストループ条件で 20.5 秒，ストループ条件で 40 秒であり，**前頭葉機能の低下**が明らかでした。行動面では女性用のトイレや浴室に入ろうとするなど**脱抑制的**な言動が目立ちました。

生徒：Randt 記憶検査とはどのような検査でしょうか？

先生：Randt 記憶検査は 1986 年に発表された記憶検査バッテリーです。現在，広く用いられているものではありませんが，形式と難易度を揃えた 4 組の検査セットで構成されており，短期間での記憶機能の変化を調べる際に有用な検査です[2]。以下に示す 7 つの下位検査の結果を組み合わせて「習得と再生」指数，「遅延再生」指数，「記憶指数」を算出します。いずれも平均は 100，1 標準偏差が 15 となっています。

①一般的な知識

　時間，場所などの見当識，国内の大都市の名称などを問う

②5 つの項目

　5 つの具体的な単語を呈示し再生させる。呈示と再生の間に 10 秒間，引き算の課題を行い，干渉課題とする

③数の繰り返し

　聴覚呈示による数字の順唱と逆唱課題

④言葉の組み合わせ

　具体的な単語を組み合わせた 6 組の対連合学習

⑤短い文章

　20 文節からなる文章の学習課題

⑥絵の記憶

　物品の絵を 7 枚呈示し，妨害刺激 8 枚を加えた 15 枚から再認，言語再生させる

⑦偶発学習課題

　覚える，という教示なしに，検査中に呈示した物品名を再生させる

［緑川晶，他（1999）[2]より引用］

生徒：HSE では前頭葉機能も低下することが多いのですか？

先生：HSE の病変は海馬に限局せず，辺縁系全体，さらに前頭葉

底面に及ぶことも少なくないため，前頭葉機能障害がみられることも多い[1]と思います。本例では脳血流SPECTで右優位に両側前頭葉の血流低下がみられており，症状と対応しているものと考えられます。

神経病理所見

先生：それでは，神経病理所見を見ていきます。

まず，肉眼所見です。右側頭葉内側（海馬，海馬傍回）から側頭葉外側面（中側頭回）にかけて，高度の組織破壊と陳旧性の出血を示唆する所見を認めました（図5-4）。

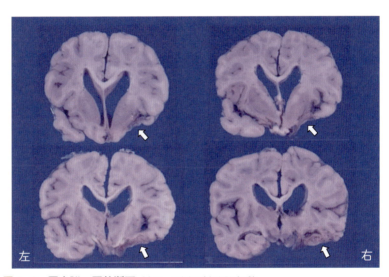

図5-4　固定脳の冠状断面（向かって右側が右大脳半球）
右側頭葉は内側に優位な高度の萎縮を呈しています（⇨）。

続いて組織学的所見です。まず右側の海馬から側頭葉にかけて非常に強い出血性壊死を示す所見を認めました（図5-5）。

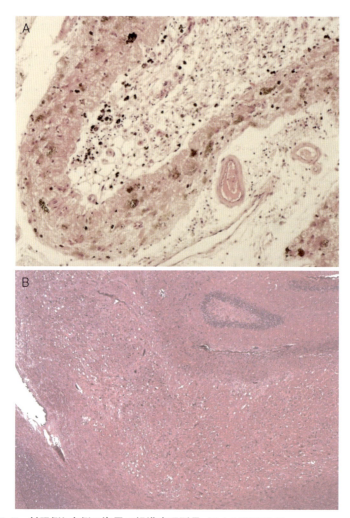

図 5-5 対照例と本例の海馬の組織病理所見（拡大倍率は異なる）
本例（A）では陳旧性出血を示唆するヘモジデリン（茶褐色の顆粒構造）を含む組織球が散在し，対照例（B）と比べて非常に強い組織破壊がみられることがわかります。

　　前交連，海馬交連，脳弓などの線維束は，髄鞘の染色性が低下し，グリア細胞（アストロサイト）に置換され，萎縮していました（図 5-6）。右乳頭体，視床前核も，左に比べて，強い組織破壊を呈していました（図 5-7 および図 5-8）。これに

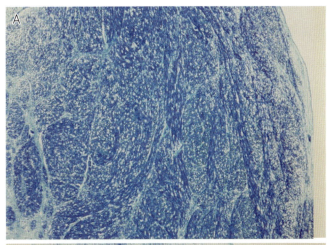
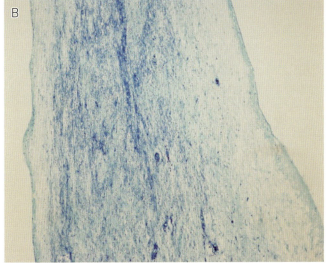

図 5-6 左右の脳弓の比較（いずれも同倍率）
左側の脳弓（A）と比較して，右側の脳弓（B）は髄鞘の染色性（青色）が低下（全体に薄くしか染まっていない）し，また萎縮して（細くなって）います。

対して，左側の乳頭体・視床前核は病変を免れていました。前頭葉底面〜内側面にかけても，右側では側頭葉病変と同様の壊死組織が目立ちましたが，左側はほぼ正常でした。

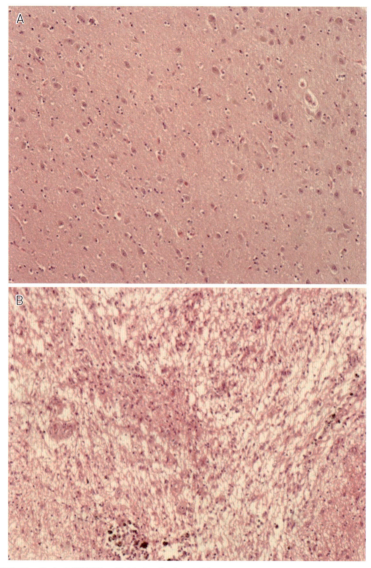

図 5-7　左右の乳頭体の比較（いずれも同倍率）
左側の乳頭体（A）と比較して，右側の乳頭体（B）は組織破壊が強いことがわかります。

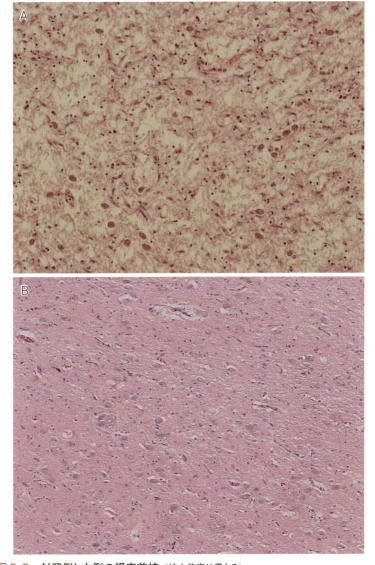

図 5-8 **対照例と本例の視床前核**（拡大倍率は異なる）
本例（A）では対照例（B）と比較して，組織破壊が強いことがわかります。

先生：さて，病理所見は臨床症状と対応していたでしょうか？

　　　この患者さんの主病変は海馬を中心とする右側頭葉全体で，病理学的には陳旧性出血を伴う高度の壊死性病変がみられました。また病変は側頭葉にとどまらず，前頭葉底面から内側面にかけてもみられました。

生徒：内側側頭葉の病変で前向性健忘が，前頭葉の病変で脱抑制やストループテストの成績低下が，それぞれ生じていたと考えると，病変と症状が対応していたことが納得できます。

先生：そうですね。少し復習すると，第3章 [☞ p.62] で解説したように，海馬からの遠心性線維は脳弓を経て乳頭体に達し，ここで乳頭体視床路（ヴィック ダジール束）に神経伝達し視床前核に達します。この核は帯状回皮質に投射しており，帯状回皮質からの線維束は帯状束を通り海馬（海馬支脚）へ戻ります。この一連の経路を何と呼ぶか覚えていますか？

生徒：パペッツの回路と呼び，エピソード記憶の形成と関係が深い，ということでした。

先生：よろしいでしょう。本例ではパペッツの回路を構成する海馬，脳弓，乳頭体，視床の病変が病理学的に確認されており，前向性健忘の責任病変と考えることができます。また本例では脱抑制など，前頭葉機能低下を示唆する症状もみられ，SPECTでも側頭葉および前頭葉における取り込み低下がみられましたが，病理学的にも前頭葉病変が確認されたことから，症状と病変が対応していたと考えられます。

症例 2

Treatable amnesia
脳弓病変による前向性健忘例[3,4]

本例で学ぶポイント

脳弓（パペッツの回路の構成要素）の単独損傷により前向性健忘がみられ
ることを理解します

先生：次の症例は，脳弓病変による前向性健忘例です。脳弓という
　　　用語はわかりますか？

生徒：**第1例**でも出てきましたが，パペッツの回路を構成する部
　　　位で，海馬からの遠心性線維が乳頭体に到達するまでの経
　　　路，です（図3-4 ☞ p.64）。

先生：正解です。この症例は脳腫瘍による圧迫で脳弓が機能低下を
　　　きたした結果，前向性健忘を呈した，と考えられます。それ
　　　では症例をみていきます。

症例

　患者さんは50歳台の右利き女性で会社勤務。主訴は物忘れで
す。元来記憶力はよいほうでしたが，X年春頃から時々物忘れをする
ようになり，同年12月頃から物忘れが顕著となりました。例えば

・ガスの火をつけたまま，消すのを忘れてしまう

・勤務先でタイムカードを押したのを忘れ，何度も押して注意を受
　ける

などのエピソードです。

　その間，仕事上の手続き記憶（電気部品の組み立て）はまったく問
題ありませんでした。X＋1年2月，精査加療目的で入院しまし
た。入院時の現症は意識清明，見当識正常であり，神経学的に異常
はみられませんでした。

生徒：本人には物忘れの自覚はあったのでしょうか？

先生：周囲から物忘れの指摘を受け，受診に至っていますので，ある程度は自覚していたのでしょう。

記 憶 評 価 の 結 果

数唱：順唱6桁，逆唱3桁であり，即時記憶は正常でした。

前向性健忘：ウェクスラー記憶スケール改訂版（WMS-R）の一般的記憶指数は126と良好でしたが，三宅式記銘力検査は有関係対語6-9-9，無関係対語0-2-2と低下しており，またベントン視覚記銘検査では即時再生で正確数6，誤謬数5，遅延再生で正確数5，誤謬数10であり，いずれも軽度低下していました。またレイ-オステライト複雑図形の再生は16.5と低下していました。

逆向性健忘：自伝的エピソード記憶は良好に保持されていました。

このほかに，意味記憶，手続き記憶は良好に保持されていました。

画 像 所 見

頭部MRI所見です。造影剤による増強効果を示す腫瘍性病変を透明中隔部に認めました（図5-9）[3]。病変は楕円形で，下端は脳弓前部を前方から圧迫，上端は脳梁幹前部の下方に存在し，周辺の海馬や視床，乳頭体には病変は及んでいませんでした。

そ の 後 の 経 過

脳腫瘍の診断で手術により腫瘍を摘出。術中の所見は，脳梁幹前部から透明中隔を経て下方の脳弓まで浸潤している一塊の腫瘍が確認されました。脳弓の損傷を避けるように，透明中隔部分および脳梁に浸潤している部分の腫瘍を切除。手術後約2週間で物忘れ症状は消失し，次のように前向性記憶検査の結果も改善がみられました。

数唱：順唱8桁，逆唱4桁であり，術前よりも改善がみられました。
前向性健忘：WMS-Rの一般的記憶指数は135。三宅式記銘力検査は有関係対語10-10-10，無関係対語2-6-8，ベントン視覚記銘検査は即時再生で正確数8，誤謬数2，遅延再生で正確数5，誤謬数5であり，いずれの検査結果も改善がみられました。レイ-オステライト複雑図形の再生は19.0と健常者平均より低下していますが，術前よりは改善していました。

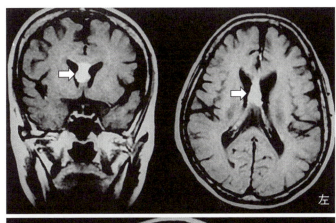
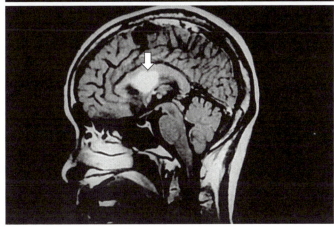

図5-9　術前の頭部造影MRI[3]
脳梁の下方，脳弓を前上方から圧迫するように腫瘍性病変を認めます（⇨）。
［荒木重夫，河村満，塩田純一，他：脳弓病変による純粋前向性健忘．臨床神経 1994；34：1031-1035より転載］

先生：いかがですか？

・物忘れを主訴に受診され，

・臨床経過，記憶検査で前向性健忘の存在が確認され，

・画像検査で脳弓を圧迫する腫瘍性病変が発見され，

・病変の切除によって記憶障害が改善した

という経過で，臨床的に成功事例といえるのではないでしょうか。

生徒：記憶障害が改善しているのは，脳弓病変は可逆的な変化であった，ということでしょうか？

先生：そうですね。症例1の単純ヘルペス脳炎剖検例にみられた脳弓の不可逆性な損傷と異なり，この症例では脳腫瘍による圧迫から，可逆性の機能障害が脳弓に生じ，前向性健忘の原因になっていたと考えられます。海馬や視床などの周囲組織を巻き込まず，脳弓に限局した病変形成または機能低下をきたした症例の報告は非常に少ないのですが，本例以外にも報告はあるようです。

生徒：治療の前後で標準化された検査バッテリーが施行されており，客観的な治療効果も示されている点で，非常に説得力があると感じました。

症例 3

遠隔記憶が単独で障害される

孤立性逆向性健忘例[5]

本例で学ぶポイント

・ 逆向性健忘をどのように評価するか，理解します
・ 前向性健忘を伴わず，逆向性健忘のみがみられる（遠隔記憶が選択的に障害される）事例があることを理解します

5
症例検討

先生：3 例目は脳炎後に記憶障害をきたした症例ですが，**症例 1**と違うところは，前向性健忘を伴わず，逆向性健忘だけがみられた，という点です。このような病態を何と呼ぶか，覚えていますか？

生徒：孤立性逆向性健忘……でしたか？

先生：正解です。**症例 2** で呈示した脳弓病変例は前向性健忘のみを呈した，純粋前向性健忘でしたね。

生徒：健忘症候群では，通常は前向性健忘，逆向性健忘がともにみられる，と習いました。

先生：そのとおりです。孤立性逆向性健忘，つまり遠隔記憶が単独で障害される，というのはどのような病状なのか，みていくことにしましょう。

症 例

　患者さんは 20 歳台の右利き男性で歯科医師。主訴は全身けいれん発作です。

　現病歴です。X 年 4 月 2 日より 37℃台の微熱が持続していました。4 月 9 日夜間，睡眠中に眼球上転・両上肢屈曲・両下肢伸展の全身けいれん発作がみられたため，近医に入院しました。4 月 10 日，右眼周囲に瘙痒感（そうよう）が出現したため同部位を何度も掻き（か）むしる，

139

という行動がみられました。4月11日,「玩具がほしい」と発言するなどの異常行動が出現したため,4月13日に転入院しました。既往歴に特記事項はありません。

　入院時現症です。体温 38.4℃。右眼周囲および左肩に腫脹がみられましたが,全身のリンパ節腫大は認めませんでした。意識レベルは JCS 3。意思疎通は不能であり,錯乱状態でした。髄膜刺激症候は認められませんでした。

　検査所見を示します。血液検査では白血球数増多（8,800/μL,好中球79%）,赤沈値亢進（100 mm/時）を認めました。脳脊髄液検査では細胞数 31/μL（単核球30,多形核球1）と上昇していましたが,PCR 法による単純ヘルペスウイルス DNA,水痘帯状疱疹ウイルス DNA はいずれも陰性でした。前医で施行された脳波では,全般に徐波化がみられましたが,周期性同期性放電はみられませんでした。頭部単純および造影 CT・MRI,脳血流 SPECT でも異常はみられませんでした。

　続いて,治療開始後の経過です。入院18日目までは幻聴,夜間の病棟内徘徊,けいれん発作がみられていましたが,約3週間後に意識はほぼ清明となり,意思疎通も可能となりました。この時期に本人および家族から,「発症前のことを覚えていない」という訴えがあり,記憶障害の存在が疑われたため,記憶の評価を行いました。結果は次項に呈示します。

　経過観察目的で施行した頭部画像検査（CT,MRI,脳血流 SPECT）では異常を認めず,脳脊髄液検査でも細胞数が正常化するなど,改善がみられたため,けいれん発作が再発しないことを確認し,入院後約2カ月で退院しました。

記憶評価の結果

数唱：順唱6桁,逆唱4桁であり,即時記憶は概ね正常でした。
前向性健忘：WMS-R の結果は言語性記憶110,視覚性記憶

116，一般的記憶 116，遅延再生 108 と，いずれも平均以上でした。また三宅式記銘力検査は有関係対語 9-10-10，無関係対語 0-7-10，ベントン視覚記銘検査（施行法 D）は正確数 9，誤謬数 1 であり，いずれも正常でした。意識清明となった後の病棟生活でも，担当医の名前，病室の位置などは正しく記憶しており，前向性健忘はみられない，と判断しました。

逆向性健忘：自伝的記憶については，家族（妻および両親）から聴取した出来事について，本人との面接で，その出来事を覚えているか自由に話をさせる，という方法で評価しました。社会的出来事の記憶については，発症前約 3 年間の社会的出来事について質問を作成し，再生または再認させる，という方法で評価しました。結果を**表 5-1** に示します。

表 5-1 逆向性健忘の評価結果

期間		自伝的記憶		社会的出来事記憶	
年	月	実例	再生	再生	再認
X-3	1〜3				○
	4〜6	妻と知り合う	○		○
	7〜9				○
	10〜12	バナナワニ園に行く	○		
X-2	1〜3	結婚式	○		○
	4〜6			○	
	7〜9	○○遊園地に行く	×		○
	10〜12	現住所に引っ越す	×		
X-1	1〜3				
	4〜6	△△動物園に行く	×		○
	7〜9			×	○
X	1〜3				×
	4〜6				

← 発症 2 年前（X-2 4〜6 と 7〜9 の間）

← 発症（X 1〜3 と 4〜6 の間）

　このように，発症 2 年前以前の自伝的記憶，社会的出来事の記憶はいずれも保持されていましたが，発症前 2 年以内の自伝的記

憶，社会的出来事の記憶は障害されていることが判明し，発症前約2年間の逆向性健忘が認められました。

さらに本例では漫画週刊誌を用いた独自の記憶検査も実施しました。本人が定期的に読んでいたことが確認された漫画週刊誌（「週刊少年ジャンプ」）より，一話完結，読み切り連載の作品1篇を選び，発症約3年4カ月前（X-4年11月25日号）から発症3カ月前（X年1月1日号）に掲載された作品について，8週間ごとにコピーし，順序をランダムにして一括して本人に呈示しました。その後，それぞれの話について，「読んだ」「読んだ気がする」「読んでいない気がする」「読んでいない」の4段階で自己評価してもらいました。結果を図5-10[5]に示します。

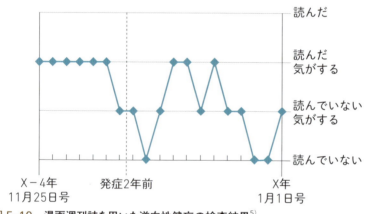

図 5-10　漫画週刊誌を用いた逆向性健忘の検査結果[5]
[石原健司，市川博雄，武内透，他：ウイルス性脳炎回復期に認められた孤立性逆向性健忘の1例．臨床神経 1997；37：509-513 より改変して転載]

発症2年前以前では，ほとんどの話が「読んだ気がする」であったのに対して，発症前2年以内では「読んでいない気がする」が最も多く，「読んだ気がする」「読んでいない」が同数でした。この結果も，発症前約2年間に及ぶ逆向性健忘を裏づけるものと考えられました。

先生：いかがでしょうか？

生徒：WMS-Rや三宅式記銘力検査，ベントン視覚記銘検査など
の検査結果は正常範囲ですし，発症後のエピソード記憶も獲
得されていますので，前向性健忘はみられず，逆向性健忘だ
けがみられています。孤立性逆向性健忘という診断は納得で
きます。症状，経過からは単純ヘルペス脳炎（HSE）の可能
性が高いと思いましたが，呈示された検査結果からは，HSE
は否定される，ということでしょうか？

先生：HSEの場合，脳脊髄液検査で単純ヘルペスウイルスDNAが
100％検出されるわけではありませんが，頭部画像検査で側頭
葉を中心とした病変がみられることが多く，また本例では血液お
よび脳脊髄液中の単純ヘルペスウイルス抗体価（IgM）も，経時
的な上昇を示しませんでしたので，HSEは否定的と考えられます。

生徒：手続き記憶についてはいかがでしょうか？

先生：退院後，ほどなく復職しましたが，歯科医としての仕事に支
障ないことが確認されており，手続き記憶は保持されてい
た，と考えられます。

生徒：自伝的記憶についての逆向性健忘の評価は，患者さんごとの
オーダーメイドになるため，難しいところがあると思います
が，何かよい方法があれば教えてください。

先生：自伝的記憶の評価方法として，**Kopelmanの自伝的記憶イ
ンタビュー**[6]という幼少期，成人期，最近の出来事について
再生してもらうテストがあります [☞ p.107]。もちろん，家族
や知人から，本人が話した内容の真偽を確認する必要はあり
ますが。また本邦では**慶應版自伝的記憶検査**[9]が発表されて
おり，参考になると思います [☞ p.108]。患者さんが習慣的，
定期的に読んでいたことが確認される雑誌（本例では漫画週刊
誌），あるいは定期的に見ていたテレビ番組があれば，それ
らを用いて，記事や番組の内容を覚えているのか，自己評価
してもらうのも1つの方法だと思います。

症例3　遠隔記憶が単独で障害される　**143**

生徒：なるほど，手づくりの検査でも評価できる，というのは面白いですね。

　　　この患者さんでは，頭部画像検査で異常を認めなかった，とのことですが，逆向性健忘の責任病変については，どのように考えればよいでしょうか？

先生：孤立性逆向性健忘の報告例をまとめたものを示します（表5-2）。この表を見て，何か気がつくことはないでしょうか？

生徒：逆向性健忘の期間で，いくつかのグループに分けられそうな気がします。

表 5-2　孤立性逆向性健忘の報告例（1995 年の時点）

報告者	報告年	年齢/性	病巣	原因	期間
Roman-Campos ら	1980	64/女	左側頭葉	脳血管障害	5 年以上
Goldberg ら	1981	36/男	中脳被蓋	外傷	20 年
Andrews ら	1982	59/男	不詳	脳血管障害	30 年
Kapur ら	1986	74/男	左側頭葉	脳血管障害	40 年
Stuss ら	1988	50/男	左側頭葉	外傷	30 年
田辺ら	1991	32/男	両側側頭葉	脳炎	3 年
O'Connor ら	1992	26/女	右側頭葉	脳炎	6 年以上
Yoneda ら	1992	21/男	左側頭葉	脳炎	1 年
De Renzi ら	1993	24/男	両側側頭極	低酸素脳症	24 年
Markowitsch ら	1993	45/男	両側側頭極	外傷	40 年以上
Stracciari ら	1994	20/男	左前頭葉	外傷	1 年
Hunkin ら	1995	19/男	右頭頂後頭葉	外傷	15 年以上
本例	1997	29/男	不詳	脳炎	2 年

［石原健司，市川博雄，武内透，他：ウイルス性脳炎回復期に認められた孤立性逆向性健忘の 1 例．臨床神経 1997：37：509-513 より改変して転載］

先生：よい点に気がつきましたね。孤立性逆向性健忘は次の 3 つのグループに分けられるとされます[8]。

　　①比較的短期間（数年間）の逆向性健忘

　　　脳炎によるものが多く，側頭葉内側面の病変が確認された症例も報告されています。

②長期間（10年以上）の逆向性健忘

頭部外傷，脳血管障害，脳炎によるものが多く，病変が明らかにされている症例では，大脳皮質（新皮質）の病変が確認されています。

③全生活史に及ぶ逆向性健忘

病変が確認される症例では頭部外傷によるもの，脳炎によるものが報告されています。病変が確認されないものは解離性健忘（心因性の記憶障害）との異同が問題になる，と考えられています。

今回呈示した症例は，脳炎後に約2年間の逆向性健忘がみられたので，①のグループに入ります。そうすると側頭葉内側の機能低下があったのではないか，と推測できそうです。

筆者コメント

筆者が研修医のときに最初に担当した患者さんの1人です。急性期を脱し「発症前のことを覚えていない」と話し始めた頃から，約1カ月間フォローしました。孤立性逆向性健忘という記憶障害が存在することを偶々知っており（『精神科 MOOK No.29. 神経心理学』の「記憶障害」[7]に記載されていた），それでは評価をしてみましょう，という流れになりました。検査にあたっては全面的に緑川晶先生（現 中央大学文学部教授）のご協力をいただきました。また，筆者が初めて神経心理学会で発表した症例でもあります。山鳥重先生，池田学先生から質問をいただいたことは，30年近く経った現在でも，はっきりと覚えています。情動が喚起され扁桃体が賦活化すると，記憶が定着するという実例です。

症例3　遠隔記憶が単独で障害される　　145

症例 4

突然発症する記憶・見当識の障害
一過性全健忘例

本例で学ぶポイント

一過性全健忘の臨床的な特徴（発作中の症状，記憶障害の内容と回復経過）を理解します

先生：次の症例は水泳の後に突然，見当識障害，記憶障害が出現した患者さんです。「思い出せない」「記憶がなくなった」などの訴えで救急外来を受診する可能性がある疾患です。

生徒：まだ経験したことがありませんが，急性発症だと，前に学んだ脳炎や脳血管障害との鑑別が必要になりそうな気がします。

先生：そうですね。急性発症という点では，そのような疾患も考える必要がありますが，特徴的な症状を一度経験すれば忘れない病態でもあります。それではみていきましょう。

症例

　患者さんは 50 歳台の右利き女性で主婦。主訴は「思い出せない」「何だかわからない」です。既往歴には特記すべきことはなく，てんかんや片頭痛の既往もありません。

　現病歴です。1997 年某月某日，16 時頃から夫とクアハウスで水泳をしていました。17 時 30 分頃，夫が「そろそろ上がるぞ」と言いましたが，本人は「もう少し泳ぎたい」と言いさらに 10 分ほど泳ぎました。17 時 40 分頃，プールから上がって歩いているときに，両手で頭を押さえて「頭が変」と言って夫のほうへ来ました。夫が「女の更衣室はそっちだぞ」と言うと，女子更衣室へ入り，約 20 分後に着替えて出て来ました。その後，車で帰宅する間「おかしい，何も覚えていない」「思い出せない」と繰り返し言っていた

146

そうです。帰宅後，夫がその日の出来事を順序立てて何回か話しましたが，しばらくすると「覚えていない」と言い，何度か質問しても夫が話したことをまったく再生できないため，同日 20 時に救急外来を受診しました。

　受診時の現症です。一般身体所見に異常なく，神経学的にも，見当識障害，記憶障害のほかには異常はありませんでしたが，不安そうな表情で「ここ○○さん？（○○は病院の名前）」「どうしてここにいるんだろう？」「いつからここにいるの？」という質問を繰り返していました。頭部 CT を施行しましたが，異常はみられませんでした。

記憶評価の結果

数唱：順唱 8 桁，逆唱 6 桁であり，即時記憶は正常でした。

前向性健忘：発症（17 時 30 分頃と推定されます）以後の記憶はまったくなく，病院を受診した理由も覚えていませんでした。担当医が自分の名前を教えても，数分後には覚えておらず，著明な前向性健忘がみられました。

逆向性健忘：自伝的記憶については，自分の生年月日，名前，住所，家族の名前および生年月日，学歴，職歴（パン屋を経営しており，かつては地域一番店であったが，コンビニエンスストアの進出に押されて閉店した）は正しく再生できましたが，現在の年齢は不正解。結婚時の年齢は再生できませんでした。

　社会的な出来事については以下の質問で評価しました。

検査者：現在の元号は？

患　者：昭和（×不正解）。

⇨ 昭和から平成になったのは 1989 年（発症の 8 年前）

検査者：外房線（地元の鉄道路線）の特急名は？

症例 4　突然発症する記憶・見当識の障害　　**147**

患　者：ビュー（○正解）。

⇨ ビューわかしおの運転開始は 1993 年（発症の 4 年前）

検査者：大阪万博*を知っていますか？　（*Expo'70 のこと）
患　者：知らない（×不正解）。

⇨ 大阪万博は 1970 年（発症の 27 年前）

　以上の結果，27 年前の社会的出来事を覚えていなかったので，最長で約 27 年に及ぶ逆向性健忘の存在が考えられました。

その後の経過

　突然発症した見当識および記憶障害，特徴的な症状（同じ質問を何度も繰り返す），頭部 CT で異常を認めなかったことから，一過性全健忘（TGA）と診断し，経過観察目的に入院としました。病室に入ったのは救急外来を受診して約 2 時間後の 22 時頃です。

　入院翌日の 7 時 30 分頃に訪室した際に，担当医の顔に既知感があり，正しく認識することができました。また，これ以後の出来事は誤りなく再生可能となりました。前日（発症日）の行動については，クアハウスへ泳ぎに行く前の時点までは再生できました（クアハウスに行く前に，○○屋，というスーパーマーケットに行ったことを再生できた）が，クアハウスで泳いだことは覚えていませんでした。

　同日 14 時に訪室した際には，自分および家族の年齢，結婚時の年齢，元号（平成）について正答しました。また，自伝的エピソード記憶として，5 年前から琴を習っており，約 3 週間前に発表会を行ったことを，自発的に話すことができました。

　同日 20 時 30 分に訪室した際に，クアハウスに泳ぎに行った記憶は「まったくない」と答えたことから，最終的な記憶障害の期間は，クアハウスに行く直前から受診時まで，と考えられました。

　以上の経過をまとめると，図 5-11 のようになります。

148

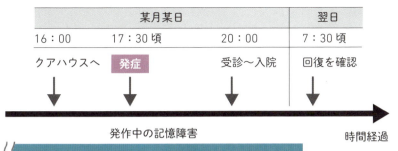

図 5-11　記憶障害の時間経過

画像所見

救急外来で実施した頭部 CT では異常を認めませんでした。発症5日後の頭部 MRI でも，異常はみられませんでした（図 5-12）。

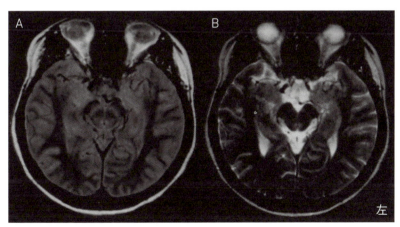

図 5-12　頭部 MRI（A：プロトン強調画像，B：T2 強調画像）
海馬に平行な断面を示します。異常はみられません。

発作中と発作後の脳血流 SPECT（海馬に平行な水平断面）を比較したものを示します（図 5-13）。

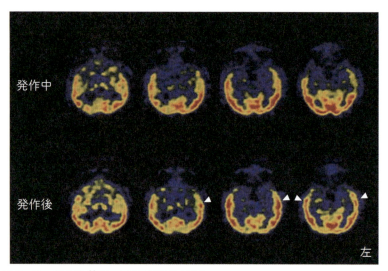

図 5-13　脳血流 99mTc-ECD SPECT 所見
発作中（救急外来から病室に移動する間に施行）に低下していた両側側頭葉前外側部での血流が，発作後（完全に回復した翌日）には回復していることがわかります（▷）。

先生：患者さんの全体像は把握できましたか？
生徒：水泳後に突然発症した前向性健忘と見当識障害，それに最長 27 年間の逆向性健忘が合併し，即時記憶は正常，ということになるでしょうか。
先生：そのとおりです。即時記憶が正常で，前向性健忘と逆向性健忘がみられる，という病態は健忘症候群（第 2 章参照☞ p.32）の定義に合致していますね。
生徒：発症後 24 時間以内，という短時間で改善しているので，TGA の診断基準にも合致していると思います。
先生：第 2 章で呈示した Hodges & Warlow の診断基準を確認してみましょう [☞ p.44]。
　　　・発作が目撃され，発作中の情報が得られる

・発作中，明瞭な前向性健忘が存在する
・意識障害や自己認識の障害は存在せず，認知の障害は健忘に限られる（失語や失行は認められない）
・発作中，ほかの神経局在症候は伴わない
・てんかんの徴候はない
・発作は 24 時間以内に消失する
・最近の頭部外傷の既往を有する患者，薬物治療中ないしは過去 2 年間にけいれん発作を有するてんかん患者は除外する

このように，本例では診断基準の全項目に合致していることがわかりますね。

生徒：頭部 MRI は血管障害を鑑別するのに必要な検査だということはわかりますが，この患者さんで脳血流 SPECT を施行したのはなぜでしょうか？

先生：「TGA の発作中に SPECT で海馬の血流低下が確認された」という論文があります[12,13]ので，緊急で脳血流 SPECT が実施できるような施設であれば，実施してみる意義はあるでしょうね。結果的にこの症例では，発作中の海馬の血流低下は確認できませんでしたが，今回改めて画像を見直すと，発作中に両側側頭葉皮質での血流低下が確認できましたので，「cortical spreading depression（CSD）を反映している可能性があるのでは？」と考えています。

生徒：CSD について，ご説明いただけるでしょうか？　初めて聞いた用語ですので。

先生：まず，TGA の発症メカニズムとして，動脈性虚血，静脈還流のうっ滞（ヴァルサルヴァ手技などによる）などが考えられていますが，CSD の可能性が高い，と推察する報告[11]もあります。
　　　CSD（日本語では皮質拡延性抑制，という難解な用語が充てられています）とは，神経細胞の興奮や神経伝達物質の放出によって，大脳皮質神経細胞の脱分極が，脳血流低下とともに，後

症例 4　突然発症する記憶・見当識の障害　　　151

頭葉から前方へ拡がる，という現象を指します。片頭痛の視覚性前兆（急に視界の中にギザギザした光が見える，視野の一部が欠ける，など）を説明しうる機序と考えられています[10]。

生徒：この現象は，どのように発見されたのですか？

先生：ブラジルの生理学者 Leão が，ウサギを用いた脳波実験を行った際に発見しました。神経細胞やグリア細胞の脱分極が，毎分 2〜3 mm のゆっくりした速度で周囲に波及し，それに続いて血流やエネルギー代謝活動などの多彩な変化を伴いながら，自発的な神経活動が抑制された状態が持続する現象を spreading depression と名づけました（spreading：周囲に波及する，depression：抑制）。この現象が大脳皮質に生じた場合は CSD（cortical spreading depression）と呼ばれますが，spreading depression はすべての神経組織で生じうる現象と考えられています。CSD が生じると，一過性の血流増加に続いて数十分にわたって血流が低下し，多くの神経伝達物質や神経修飾因子が放出され，細胞内外のイオン濃度勾配に大きな変化が生じ，相互に関連しながら神経活動が抑制される，と考えられています[10]。

生徒：TGA の発作中に記憶障害を評価する際のポイントを教えてください。

先生：TGA は急性に発症し，数時間から半日で改善することが多いので，よほど準備しておかないと，標準化された記憶検査を実施することは難しいです。最低限，次の 2 点は確認する必要があります。

・即時記憶が保持されていること（数唱が正常であることを確認）

・前向性健忘が存在すること（同じ質問を短時間空けて繰り返しても正解を覚えられない）

逆向性健忘については，同伴の家族から個人的なエピソードを聴取して（できれば数日〜数週間以内の出来事，数年以内の出来

事，10年以上前の出来事に分けて），覚えているか質問するとともに，社会的な出来事についても数日〜数週間以内の出来事，数年以内の出来事，10年以上前の出来事に分けて質問すると，おおよその範囲がつかめると思います。また回復過程では，発作中に行ったのと同じ質問をすることで，回復しているか判断できます。

筆者コメント

　筆者が初めて TGA の発作中に診察した印象深い事例です。現病歴に記載したとおり，不安そうな表情で「どうしてここにいるんだろう？」「いつからここにいるの？」と話していた様子は，30年近く経った現在でも覚えており，その後の経過を含めて，典型的な TGA と思われます。「思い出せない」「何だかわからない」という主訴も，TGA の発作中にはしばしばみられます。

症例 5

頭部外傷の後遺症
外傷後健忘例

本例で学ぶポイント

外傷後健忘にみられる記憶障害の特徴，経過，TGA との異同を理解します

先生：次の症例は頭部外傷後にみられた記憶障害の症例です。頭部を打撲した後に何らかの神経症状がみられる状態を何というか知っていますか？

生徒：脳振盪，でしょうか。

先生：正解です。脳振盪では意識障害や記憶障害がみられることが知られていますが，どのような記憶障害がみられるのか，交通事故による頭部打撲の症例を通してみていきましょう。

症例

　患者さんは 40 歳台の右利き男性で会社員。現病歴です。某月某日 16 時 50 分頃，車を運転中，右折をしようとした際に，対向車の陰から直進してきた車と衝突。右側頭部を打撲し，17 時 10 分に救急車で搬送されました。

　受診時の現症です。右側頭部に打撲による創面を認めます。場所および時間についての見当識障害，記憶障害を認めますが，その他には特記すべき異常なく，頭部 CT では骨折や頭蓋内出血などの所見を認めませんでした。

記憶評価の結果

数唱：順唱 7 桁，逆唱 5 桁以上可能で，即時記憶は正常でした。

前向性健忘：自分がどこにいるのか（場所），また日付や時間を正しく答えることができず，見当識障害がみられます。事故については覚えていませんが，何度も「相手は？」と繰り返し尋ねます。病院の名前，担当医の名前を説明しても，数分後には再生できず，直前に医師や看護師と会話したこと自体を忘れており，著明な前向性健忘を認めました。

逆向性健忘：以下の質問の結果から，少なくとも5カ月程度に及ぶと判断しました。

・ 前日の食事内容を再生できない
・ 約5カ月前に引っ越したことを覚えていない
・ 現在の内閣総理大臣名（橋本龍太郎）は再生・再認ともに不可能
・ 自伝的記憶について，学歴・職歴・現在の職業（仕事内容・勤務先所在地）はいずれも正解
・ 自分および家族の年齢は曖昧だが，家族構成は正解
・ 大相撲（受診したのは5月場所の千秋楽の2日後）について尋ねると，「中日くらい」と回答する

その後の経過

　外傷性健忘の診断で，経過観察目的に入院しました。

・ 入院当日22時50分，日付の再生は不可
・ 入院翌日0時，病院名，担当医師名の再生は不可。日付は再生可能となった
・ 同日6時，担当医師名は数秒後に再生可。病院名は再生不可
・ 同日10時，担当医師名，病院名ともに再生可能となった
　これ以降は記銘力も正常となりました。

先生：症状と経過をみて，どのように考えますか？
生徒：著明な前向性健忘と約5カ月の逆向性健忘がみられ，即時記憶は正常であった点，発症して24時間以内に回復してい

る点は，先ほどの TGA 症例とそっくりですね。

先生：そうですね。交通事故による頭部打撲のエピソードがなけれ
ば，TGA と区別することはできないでしょう。

生徒：頭部 CT では外傷性変化はなかった，とのことですが，頭部
MRI は施行されたでしょうか？　外傷後ですので，びまん
性軸索損傷などの可能性もあるかと思いますが。

先生：頭部 MRI は施行していませんが，びまん性軸索損傷の可能
性を考えておくことは大切ですね。大脳半球内あるいは半球
間の神経連絡の障害により，注意・遂行機能障害，エピソー
ド記憶障害が多くみられますので，びまん性軸索損傷による
記憶障害も鑑別する必要はありますが，本例の経過をみる
と，記憶障害については短時間で後遺症なく回復しているの
で，外傷性健忘の可能性が高いといえるでしょう。

　　頭部外傷後の記憶障害（健忘）は concussion amnesia と
呼ばれますが，最初の報告は Fisher による論文[14]と思われ
ます。1966 年の発表で，古典ともいえる論文ですが，目に
する機会も少ないと思われますので，臨床経過の記載を紹介
しておきましょう。

　　著明な前向性健忘，高校時代まで遡る逆向性健忘がみら
れ，同じ発話を繰り返すこと，受傷後 24 時間以内に記憶障害
が回復していることなど，本例との共通点が多くみられます。

Fisher の「concussion amnesia」[14]筆者抄訳

症例：41 歳，女性，健康状態に問題ない主婦。

現病歴：1964 年 11 月 1 日，自宅で戸棚にあるコーヒー缶をとろ
うと 18 インチ（約 46 cm）の高さの椅子に上っているときに，足
をすべらせて後方へ転倒し頭を打った。近くに座っていた義姉が駆
け寄ったが，本人はすぐに立ち上がった。しかし，およそ 28 年間
の付き合いがある義姉に対して「あなた誰なの？」と言い，義姉の

ことを認識できていなかった。話し方，歩き方に問題はなかったが，「あなたはここで何をしていたの？　どうしたのかしら。何も覚えていないわ」と不思議そうに言った。一瞬も気を失ってはいなかったが「部屋が回っているわ」と言った。直ちにウィンチェスター病院の救急外来を受診し，転倒してからおよそ 3 時間後に Dr. Hazel の診察を受けた。

患者の生活史：1923 年 8 月 8 日にマサチューセッツ州リンで生まれ，高校は 2 年時に退学。その後は夜学に通い卒業した。その後は靴工場で 1 年間，第二次世界大戦中は海軍造船所で 3 年間働き，短期間，別の靴工場勤務を経て，ボストン銀行で 15 年間働いた。1959 年 12 月 17 日に結婚し，2 人の子供を授かった。現在の家には，今回のエピソードの 29 日前に転居したばかり。彼女の母親は 3 年前に心疾患と関節炎のため 80 歳で死亡。兄は心疾患のため 4 年前に 53 歳で死亡。

現症：意識清明，発話も正常。30 から 3 ずつ引く連続減算の課題も正確に遂行。詳細な神経診察の結果，記憶障害，見当識障害が明らかとなった。左の後頭部には大きな血腫がみられた。

見当識障害の内容：日付は 1963 年 2 月，と答えた。夫を正しく認識することはできたが，病院にいることを何度説明されても，自分がどこにいるのか理解できなかった。自分の年齢は 39 歳あるいは 40 歳であると言ったが，誕生日は正しく覚えていた。住所を聞かれると，はじめにリン（出身地）であると答え，その後で最近新しい家に引っ越した，と付け加えた。

記憶障害の内容

前向性健忘：何度も繰り返し復唱し，忘れないように教示されているにもかかわらず，検査者の名前を 30 秒間覚えておくことができず，検査を受けていることさえ覚えられなかった。注目すべき症状として，受傷後早期にみられた同じ発話の繰り返しが挙げられる。診察開始から 2 時間で，検査者（Fisher）の名前を少なくとも 20 試行（各試行で 3 回以上），教示されているが，その度に「私の独身

の頃の名前（Fistay）みたい。絶対に忘れないわ」と返答した。その他に「私，どうしたのかしら？　夢を見ているようだわ。前にあなたと会ったことがあるわ。私は転んだの？　頭から転んだに違いないわ。だって頭に瘤があるんだもの」と繰り返し言った。

逆向性健忘：自伝的記憶については，小学校2年生のときの先生の名前を言うことはできたが，高校の先生の名前は言えなかった。高校時代の友人2人の名前を言うことはできた。結婚して6年になる（実際には5年）と言ったが，結婚した日付は思い出せなかった。学校を卒業して1〜2年プレストンの靴工場で働き，別の靴工場でも働き，その後，海軍造船所で，最後にボストン銀行に勤めた，と述べた。銀行に何年勤務したかはわからなかったが「5年くらい」と言った。

　社会的な出来事については，アメリカの大統領はKennedyである（実際には1年前に暗殺されている）と言い，暗殺されたことは覚えていなかった。当時山場を迎えていた大統領選挙のことはわからず，Goldwater（共和党の大統領候補）の名前は知らなかった。

その後の経過：転倒の4時間後，彼女の母親と兄が亡くなっていることを思い出せたが，母親の死因は老衰であると言った。転倒の5時間後，いまだ検査者の名前を覚えることはできなかったが，アメリカ大統領の名前を言うことは可能となり，またKennedyが暗殺されたことも想起できた。時間の見当識については，1963年であると言い，何月であるか問われると「混乱しているわ」とだけ返答した。銀行に15年勤務したことは想起できた。転倒の10時間後，見当識は正常となった。その後は翌朝まで眠った。

　24時間後，前日に検査者と会っていたことは覚えていなかったが，その他の記憶は完全に回復していた。受傷後の最初の記憶は，受傷の10時間後に夫がベッドサイドに立っていたことであったが，転倒したときの状況（後ろ向きに倒れたこと，倒れまいとして戸棚のパイを掴もうとしたこと，ドシンという大きな音がしたこと）を思い出すことができた。

[Fisher CM：Concussion amnesia. Neurology 1966：16：826-830 より抄訳]

症例6

てんかんと記憶障害
てんかん性健忘例[15,16]

本例で学ぶポイント

てんかん性健忘にみられる記憶障害の特徴，治療介入の効果を理解します

先生：本書の最後に，てんかん性健忘の事例を紹介します。あまり広くは知られていない病態ですが，てんかん発作に随伴する健忘で，てんかん治療によって健忘症状が改善する可能性があるため，臨床的には重要な病態です。

生徒：てんかんにはいろいろなタイプがあるそうですが，どのようなてんかんなのでしょうか？

先生：記憶障害と関係しているのは側頭葉てんかんと呼ばれるタイプが多いですね。発作の種類としては，複雑部分発作と呼ばれるタイプです。このタイプのてんかんは，成人発症，あるいは高齢者にみられるてんかんでも頻度の高いものなのですが，一般的にはまだあまり認知されていません。それでは症例をみていきましょう。

症 例

　患者さんは 50 歳台の右利き女性で司書。現病歴です。数年前に行った海外旅行のことを覚えていないことを不審に思った同僚の勧めで，近医を経て 2000 年 2 月に受診しました。

　同年 3 月にてんかん大発作を初めて認めましたが，その頃に傾倒していたヨガ教室の主宰者の影響で，抗てんかん薬の服薬は拒否し続けていました。大発作（意識消失を伴う全身けいれん）のほか，月に複数回の小発作が確認されていました。発作は複雑部分発作を主

体とし，発作中だけではなく発作前数時間の記憶も失われている点が特徴でした。MRIでは右尾状核に点状の高信号を認めるほかは脳血流SPECTでも明らかな異常は認めませんでした。脳波では発作間欠時に両側の前頭頭頂部に棘波を認めました。

　複雑部分発作の実例を示します。ある外来受診日の様子です。本人は外来待合室の椅子に座って，検査者に前日の出来事を話していましたが，急に静かになり，両手をすり合わせ，口をモゴモゴと動かし始めました。この症状（口部自動症）は2～3分で治まりましたが，診察室から前の患者さんが出て来るのを見ると，本人は何ごともなかったように，無言のまま自分でドアを開け，診察室に入り，椅子に腰かけて診察を受けようとしました。医師の質問に対して「はい」「いいえ」で返答することもできました。しかし話の内容がかみ合わないまま2～3分が経過しました。すると本人の表情が急に変わり，会話の内容もかみ合うようになりました。この時点で，それまでの経過を尋ねると，診察室に入ってからのエピソードだけではなく，診察前に待合室で検査者と会話したことも，まったく覚えていませんでした。本人から聞いた前日の出来事についても，「なんでそんなことを知っているんですか？」と不思議がっていました。家族によると，このように記憶が途絶える症状が，月に2～3回の頻度でみられていました。

記憶評価の結果

　まず，一般知能としてWAIS-Rの結果は言語性IQ 126，動作性IQ 130であり，いずれも平均以上に保たれていました。WAIS-Rというのは，ウェクスラー成人知能スケール（Wechsler adult intelligence scale）という標準化された知能検査で，WMSと同様に年齢ごとの平均が100，1標準偏差が15となるように作成されています。

前向性健忘：WMS-Rの結果は，言語性記憶116，視覚性記憶

112，一般的記憶 117，注意/集中力 115，遅延再生 94 であり，遅延再生が他の指数よりは低いですが，いずれも正常範囲内でした。言語性記憶として三宅式記銘力検査では有関係対語 10-10-10，無関係対語 6-9-10，視覚性記憶としてベントン視覚記銘力検査では正確数 7，誤謬数 3 であり，いずれも正常範囲でした。

逆向性健忘：1950～1980 年代の社会的出来事について検査した結果，1970～1980 年代の記憶が低下していることが示唆されました。

てんかん発作時にみられた健忘：複雑部分発作の例で示したとおり，数分～数時間前のことを覚えていない，という状態がみられました。また，日常生活場面では，次のような症状が認められました。

①長期的な前向性健忘

　本人の了解のもとに手帳を見せてもらい，そこに記載されている「6 日前に訪れたポピー園」について尋ねると，ポピー園がどのような場所にあり，誰と行ったかなど，その際の状況を詳細に述べることが可能でした。しかしその 4 週間後の再診時に，再びポピー園に行ったことを尋ねてもまったく想起することができず，手帳に記載されていたことを述べても，「へー，そんなことがあったんですか」と反応し，既知感も示しませんでした。

②長期的な逆向性健忘

・2 年前に沖縄県の離島に 1 人で旅行しましたが，そのことを尋ねると，行ったことは認めるものの，詳細を想起することは困難でした。同じ頃に友人と欧州旅行にも出かけましたが，そのことも覚えていませんでした。

・5 年前に起きた地下鉄サリン事件について尋ねると，「麻原が関係し，サリンにまつわる」と事実関係を述べることは可能でした。しかし通勤で利用する駅の周辺で起きた事件であるにもかかわらず，当時の状況は覚えていませんでした。

・20 年前に家族で日光を旅行し，印象的なアクシデントに見舞われた，とのことですが，当時の状況を想起することはできません

でした。

・36 年前に開催された東京オリンピックについて尋ねると，「中学校のときに遠足のようにして行き，レスリングを見ました」と当時の様子を鮮明に語ることが可能でした。

　以上のように本例は，一般的な記憶検査では逆向性健忘が認められたのみで，前向性健忘は明らかではありませんでしたが，日常的には数週間から数カ月単位で生じる長期的な前向性健忘，数十年にわたる長期的な逆向性健忘が認められました。

その後の経過

　当科通院開始後も，抗てんかん薬の服用は拒み続けていましたが，家族や医療従事者から何度も説得された結果，X＋2 年 8 月に継続して服薬できるようになりました。その後も脳波では発作波が認められ，大発作も 1 度起こしましたが，家族に確認しえた範囲では，一過性に意識を消失する小発作の頻度は減少したそうです。前向性健忘については，以下のように改善がみられました。

・X＋2 年の 9 月に富山県を訪れ，10 カ月後の時点でのインタビューで覚えていることが確認されました。さらに 5 年後（X＋7 年）のインタビューでも覚えていることが確認されました。なぜ覚えているのか理由を尋ねると，そのときの写真が部屋に飾られ，頻繁に見ることが可能な状況であった，とのことでした。

・X＋4 年 2〜3 月にかけて 3 回の欠神発作が確認されています。3 月の来院時には 2 月の来院時のことを覚えていませんでしたが，同年 3〜4 月の間には欠神発作は確認されず，4 月の来院時には 3 月に話した内容を覚えており，約束したことも実行可能でした。

・神経心理学的検査でも変化が認められ，WMS-R の遅延再生では

指数が 121 であり，20 ポイント以上の改善が認められました。一方，逆向性健忘（遠隔記憶）に関しては，図 5-14[16] に示すように，1980 年代で若干の改善が認められたのみでした。

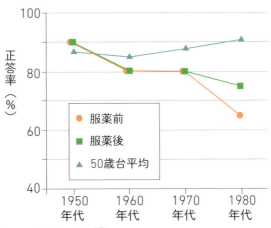

図 5-14　遠隔記憶検査の結果[16]
［緑川晶，河村満：記憶保持のメカニズム—てんかん性健忘の検討から．Brain Nerve 2008；60：855-860 より改変して転載］

先生：いかがでしょうか。治療によって記憶障害が改善する，という経過がよくわかったと思います。
生徒：本人には病識はあったのですか？
先生：服薬を拒否し続けていたことから考えて，病識はなかったでしょうね。
生徒：服用を拒んでいたのは，どのような原因が考えられるでしょうか？　てんかん気質，という言葉は聞いたことがありますが，何か性格と関係があるのでしょうか？
先生：てんかんに伴う性格変化として，ゲシュヴィント（Geschwind）症候群と呼ばれる特異な症状があります。これは①書字過多にみられるような迂遠性（回りくどい説明），②性的関心の低下，③宗教的，哲学的な事項への関心の深まり，を特徴とします。本例でも①と③に該当する，次のよう

なエピソードが確認されています。

・手帳には小さな欄を用いて日記のように，その日の出来事が克明に記載されていました。また大学ノートを病状日誌として自発的につけていましたが，とりとめないような文章や症状が記載されていたことからも，書字過多にみられるような迂遠性があったものと判断されます。

・ある時期から宗教的な色彩の強いヨガに傾倒し始め，その主宰者の影響で「（てんかん発作を含め）体から出てくるものにはすべて意味がある。それを無理に抑え込んでしまうのはよくない」「体には自然治癒力が備わっているので薬に頼る必要はない」という強い信念を持つに至り，長期にわたり服薬を拒んでいたものと思われます。

　さらに，受診時には服薬に同意しても，記憶障害のために，その状態が持続せず，数日後には自分から服薬を中止していたことも，安定した服薬ができなかった原因の1つと考えています。

生徒：治療によって性格の変化はみられたのでしょうか？

先生：家族によれば，安定して服薬ができるようになった後に，最も大きく変化したのは，本人の性格だったそうです。服薬開始前は頑固で他人の話をまったく聞き入れようとしませんでしたが，継続して治療を受けられるようになってからは「昔（の本人）に戻ったようだ」と述べています。また受診の際にも，宗教的な話をすることはなくなりました。

　表5-3は第2章でも紹介したてんかん性健忘の診断基準ですが，本例では表内1～3のいずれも該当し，てんかん性健忘に該当します。

　これらのほかにも，てんかん性健忘にみられる特徴的な症状がありましたが，覚えていますか？

表 5-3　てんかん性健忘の診断基準[17]（再掲）

1. 繰り返す一過性の健忘が確認されている

2. 健忘発作の間も記憶以外の認知機能は正常であることが確認されている

3. てんかんの診断が以下の項目によって裏づけられる

・脳波でのてんかん性異常活動が認められる

・てんかんの臨床的な特徴（舌打ちをする，幻嗅を感じるなど）が健忘発作と同時にみられる

・抗てんかん薬に反応して症状が改善する

［Zeman AZ, Boniface SJ, Hodges JR：Transient epileptic amnesia：a description of the clinical and neuropsychological features in 10 cases and a review of the literature. J Neurol Neurosurg Psychiatry 1998；64：435-443 より作成］

生徒：発作間欠期に「加速的長期健忘（ALF）」「遠隔記憶（特に自伝的記憶）の障害」などの症状がみられる，ということでした。

先生：よく覚えていましたね。本例にみられたエピソードのうち，「ポピー園を訪れたことを，6日後には覚えていたが，4週間後には覚えていなかった」というエピソードは，いったんは貯蔵された記憶が，その後消失してしまう，という「ALF」に類似していますね。また2年前の旅行，5年前の事件，20年前の旅行について想起できなかったこと（長期的な逆向性健忘）は，「遠隔記憶（特に自伝的記憶）の障害」に該当すると考えられるでしょう。

文献

※「雑誌掲載論文」はすべてインターネット上でアクセス可能です。

【症例 1】

1) 石原健司，河村満，利栄治，他：単純ヘルペス脳炎における健忘の検討．脳神経 2000；52：979-983.
2) 緑川晶，河村満，河内十郎，他：一過性全健忘症例における Randt 記憶検査の有用性の検討．神経心理 1999；15：214-218.

【症例 2】

3) 荒木重夫，河村満，塩田純一，他：脳弓病変による純粋前向性健忘．臨床神経 1994；34：1031-1035.
4) 塩田純一，河村満：脳弓・脳梁膨大後域（辺縁葉後端部）病変．脳神経 1995；47：443-452.

【症例 3】

5) 石原健司，市川博雄，武内透，他：ウイルス性脳炎回復期に認められた孤立性逆向性健忘の 1 例．臨床神経 1997；37：509-513.
6) Kopelman MD, Wilson BA, Baddeley AD：The autobiographical memory interview：a new assessment of autobiographical and personal semantic memory in amnesic patients. J Clin Exp Neuropsychol 1989；11：724-744.
7) 田辺敬貴，池田学：記憶障害．精神科 MOOK No. 29．神経心理学．金原出版，1993，pp.273-298.
8) 山鳥重：記憶の神経心理学＜神経心理学コレクション＞．医学書院，2002，pp.61-67.
9) 吉益晴夫，加藤元一郎，三村將，他：遠隔記憶の神経心理学的評価．失語症研究 1998；18：205-214.

【症例 4】

10) 古和久典，中島健二：Cortical spreading depression と遺伝子研究．臨床神経 2012；52：1006-1008.
11) 水間啓太，矢野怜，村上秀友，他：一過性全健忘の病態機序―12 例の画像所見からの検討―．昭和学士会誌 2015；75：191-197.
12) Tanabe H, Hashikawa K, Nakagawa Y, et al：Memory loss due to transient hypoperfusion in the medial temporal lobes including hippocampus. Acta Neurol Scand 1991；84：22-27.
13) 田辺敬貴，池田学：記憶障害．精神科 MOOK No. 29．神経心理学．金原出版，1993，pp.273-298.

【症例 5】

14) Fisher CM：Concussion amnesia. Neurology 1966；16：826-830.

【症例 6】

15) 緑川晶，吉村菜穂子，河村満：てんかん性健忘．高次脳機能研究 2004；24：139-146.
16) 緑川晶，河村満：記憶保持のメカニズム―てんかん性健忘の検討から．Brain Nerve 2008；60：855-860.
17) Zeman AZ, Boniface SJ, Hodges JR：Transient epileptic amnesia：a description of the clinical and neuropsychological features in 10 cases and a review of the literature. J Neurol Neurosurg Psychiatry 1998；64：435-443.

あとがき

「人はなぜ追憶を語るのだろうか。

どの民族にも神話があるように，どの個人にも心の神話があるものだ。その神話は次第にうすれ，やがて時間の深みのなかに姿を失うように見える。──だが，あのおぼろな昔に人の心にしのびこみ，そっと爪跡を残していった事柄を，人は知らず知らず，くる年もくる年も反芻しつづけているものらしい。そうした所作は死ぬまでいつまでも続いてゆくことだろう。それにしても，人はそんな反芻をまったく無意識につづけながら，なぜかふっと目ざめることがある。わけもなく桑の葉に穴をあけている蚕が，自分の咀嚼するかすかな音に気づいて，不安げに首をもたげてみるようなものだ。そんなとき，蚕はどんな気持がするのだろうか。」

[北杜夫：幽霊─或る幼年と青春の物語．新潮社，1965]

　私が心酔している作家の1人，北杜夫氏の最初の長編小説である『幽霊』の冒頭です。記憶の痕跡が時間経過とともに減衰していくこと，何らかの手がかりで，それまでは意識下に潜在していた記憶が想起されること，いずれもヒトの記憶の特徴を見事に表現している，と感じます。

　ヒトの記憶とは実に不思議なものだと思います。私は子供の頃から「脳のどこに記憶があるのか」ずっと疑問に思ってきました。認知心理学，次いで臨床医学を通して記憶について学んできた現在でも，いまだに記憶の本態をつかむことはできません。多くの臨床家にとっても，記憶がどのような形で脳内に貯えられているのか，はっきりしたイメージは形成されていないのではないでしょうか。記憶研究の今後は，心理学，臨床医学，分子生物学などの学際的な研究領域として進化し続けるだろうと感じています。

167

私が本シリーズの「記憶障害」の領域を担当することになったのは偶然なのですが，長く関心を持ち続けてきた領域に携われたことは僥倖でもありました。

　本書の作成にあたり，原稿作成から校正の過程まで，いかにして「わかりやすく伝える」か，多くのご教示，ご意見をいただいた医学書院編集部の小藤崇広さん，シリーズの企画に当たられた河村満先生，症例の呈示につきご快諾いただいた荒木重夫先生（川崎協同病院），塩田純一先生（汐田総合病院），緑川晶先生（中央大学文学部）に，この場を借りて深謝いたします。また，私が心理学を学んでいた大学生の時期に医学への道を勧めてくれ，本書執筆中に他界した母の墓前に本書を捧げたいと思います。

2025 年 2 月

石原健司

索引

太字は主要説明項目の頁を示す．頁数の後ろの「図」「表」は，該当頁の図，表を指す．

欧文

A

acute confusional state　32
ALF（accelerated long-term forgetting）46
amnesic MCI　35
aphemia　61
autobiographical memory interview　107
AVLT　95

B

Benton visual retention test　99

C

central executive　94
concussion amnesia　156
CSD（cortical spreading depression）151, 152

D

digit span→数唱をみよ

E

engram　60
episodic buffer　94

F

FTD（frontotemporal dementia）79
FTLD（frontotemporal lobar degeneration）79
fus プロテイノパチー　80

G

Geschwind 症候群　163

H

H. M.　18, **66**
HDS-R　33, **106**
HSE（herpes simplex encephalitis）67
HSE 症例　123

I

immediate memory　21
implicit memory　17

K

Kopelman の自伝的記憶インタビュー　**107**, 143

L

Lindsay, Peter H　8, 15
Loftus, Elizabeth F　22, 24図
Loftus, Geoffrey R　22, 24図

M

magical number　22

N

NFT（neurofibrillary tangle）68, 69
Norman, Donald A　8, 15

P

Papez の回路　**62**, 64図, 134
PART（primary age-related tauopathy）68
phonological loop　94

169

Pick, Arnold　16

R

Randt 記憶検査　128
recent memory　21
reminiscence bump　37
remote memory　21
Rey auditory verbal learning test　95
Rey-Osterrieth complex figure test
　　　　　　　　　　100, 100図
Ribot の法則　35
Rivermead behavioural memory test
　　　　　　　　　　104

S

S-PA（standard verbal paired-asso-
　ciate learning test）　95
slowly progressive amnesia　68
SP（senile plaque）　69
spreading depression　152
Squire, Larry Ryan　5
Squire による記憶の分類　5図

T

TDP-43 プロテイノパチー　80
TEA（transient epileptic amnesia）
　　　　　　　　　　45
TEA 症例　159
　── , 遠隔記憶検査の結果　163図
　── , 記憶評価の結果　160
　── , てんかん発作時にみられた健忘
　　　　　　　　　　161
temporal gradient　35
TGA（transient global amnesia）　43
　── の診断基準, Caplan（1985）に
　よる　44表
　── の診断基準, Hodges & Warlow
　（1990）による　44表
　── の発症メカニズム　151

　── の発症要因　43
TGA 症例　146
tip of the tongue　48
Tulving, Endel　8

V

Vicq d'Azyr 束　**70**, 134
visuospatial sketchpad　94

W

WMS（Wechsler memory scale）
　　　　　　　　　　10, **102**

Y

Yakovlev の回路　64図, 65

────────────────
　　　　　　和文
────────────────

あ

アルツハイマー病　35, 41, **67**
　── 患者の震災体験　65
　── にみられる逆向性健忘　36
　── の記憶障害　33

い

一過性全健忘→TGA をみよ
一過性てんかん性健忘→TEA をみよ
意味記憶　11
　── とエピソード記憶の関連性　14
　── の検査方法　111
　── の貯蔵に関係する脳部位と疾患
　　　　　　　　　　79
意味記憶障害　16, 39
意味性認知症　16, 39, 112
　── の診断基準　111
　── の臨床症状　111
井村恒郎　16

う

ヴィック ダジール束　**70**, 134
ウェクスラー記憶スケール　10, **102**
ウェルニッケ・コルサコフ症候群　69
ウェルニッケ脳症　69
運動技能学習　17
運動技能の検査課題　114

え

エピソード　8
　── を構成する要素（5W1H）　7図
エピソード緩衝器　94
エピソード記憶
　── の検査（方法）　10, **92**, 92表
　── の想起　78
　── の定義　6
エピソード記憶障害　33
遠隔記憶　22
　── の検査　106
エングラム　60

お

太田信夫　**6**, 10
音韻ループ　94

か

外傷後健忘例　154
回転盤追跡課題　**17**, 114
海馬
　── が損傷される疾患　67
　── と扁桃体の位置関係　66
加速的長期健忘→ALF をみよ
感覚記憶　23
感覚貯蔵庫　23
緩徐進行性健忘症　68
観念性失行　32
間脳　69
間脳性健忘　69

き

記憶
　── する内容に基づく分類　5
　── と情報処理システムの模式図
　　　　　　　　　　　　　　24図
　── の検査を始める前に　90
　── の固定化　24
　── の時間分類　21図
　── の内容　2
　── の脳内表象のイメージ　59図
　── は脳のどこにあるか　60
記憶形成の順序　15図
記憶痕跡　60
記憶錯誤　50
記憶障害
　── と鑑別を要する病態　48
　── の周辺　49
　── を生じる脳病変部位と代表的疾患
　　　　　　　　　　　　　　59表
記憶情報を保持する時間に基づく分類
　　　　　　　　　　　　　　21
『記憶の神経心理学』　23
記号の意味　13
技能　17
　── の神経基盤　41
逆向性健忘　31
　──, アルツハイマー病の　36
　──, コルサコフ症候群の　36
　── の検査　106
　── の時間勾配　35
急性錯乱状態　32
鏡映描写課題　**17**, 114
鏡映描写器　18図
鏡像文字音読課題　17, **40**, 114
近時記憶　22

く

空想作話　50

索引　　171

け

慶應版自伝的記憶検査　**108**, 143
系列位置曲線　38図
ゲシュヴィント症候群　163
言語性記憶　94
　── の検査　95
言語性対連合　103
見当識　52, 105
見当識障害　49, **52**
健忘型軽度認知機能障害　35
健忘失語　48
健忘の定義　31

こ

行動記憶　105
　── の検査　104
誤記憶　50
語義失語　**16**, 39, 48, 80
語義失語テスト　113図
固定化, 記憶の　3
孤立性逆向性健忘　32
孤立性逆向性健忘例　139
孤立性前向性健忘　32
コルサコフ症候群　35, **49**
　── にみられる逆向性健忘　36
コンソリデーション　3

さ

再生, 記憶の　3
再認再生, 記憶の　3
酒田英夫　60
作話　49
　── の検出方法　50

し

視覚性記憶　94
　── の検査　99
視覚性記憶範囲　104

視覚性再生　103
視覚性失語　48
視覚性失認　48
視覚性対連合学習　103
時間経過から分類した記憶障害　31図
時間勾配, 逆向性健忘の　35
視空間メモ　94
視床　69
　── の位置と構造　70図
　── の脳血管障害　71
視床病変による健忘　69
肢節運動失行　32
失語　48
失行　32
『失語症論』　16
嫉妬妄想　51
失認　48
自伝的意味記憶　35
自伝的エピソード記憶　35
自伝的記憶　11, 11図
　── の検査　107
　── の分類　35
シナプス　60
　── と情報伝達　61図
シヌクレイノパチー　80
自発作話　49
　── の発現機序　50
社会的出来事記憶の検査　108
社会的出来事テスト　108
社会的出来事の記憶　11, 11図
純粋健忘症候群　32
純粋語唖　61
純粋前向性健忘　32
情動と記憶　65
『情報処理心理学入門』　8, 14
症例 H. M.　18, **66**
初頭効果　37, 38図
新近性効果　37, 38図
神経原線維変化　68

神経原線維変化型認知症　68
進行性核上性麻痺　**41**, 83
　── の手続き記憶検査　41
進行性失語　112
進行性超皮質性感覚性失語　16

す

数唱　**22**, 103

せ

脊髄小脳変性症　41
宣言的記憶　6
　── の形成　41
前向性健忘　31
　── の検査　92
前向性健忘症例　135
前交通動脈瘤破裂によるくも膜下出血
　　　　　　　　　　　　　　　73
潜在記憶　17
前頭側頭型認知症　79
前頭側頭葉変性症　79
前脳基底部　72
　── の位置と区分　74, 75図
　── の病変による記憶障害　73
前脳基底部性健忘　72

そ

相貌の意味　13
相貌の意味記憶障害　39
側坐核　72
即時記憶　22
側頭葉内側性健忘　66

た

大脳基底核　83
大脳辺縁系　62, 64図
　── の位置　63図
タウオパチー　80
建物の意味記憶障害　39

田辺（邉）敬貴　16, 113
短期記憶　23, 24
短期貯蔵庫　23
単純ヘルペス脳炎→HSE をみよ
蛋白質異常症　80

ち

知覚技能学習　17
知覚技能の検査課題　114
チャンク　22
中央実行系　94
中隔核　72
長期記憶　23, 24
長期貯蔵庫　23
重複記憶錯誤　50
地理的障害　78
陳述記憶　6

つ

塚原仲晃　24, 60

て

手続き記憶　16
　── の形成に関係する脳部位と疾患
　　　　　　　　　　　　　　　83
　── の検査方法　114
　── の障害　40
　── の障害と失行　32
　── の神経基盤　41
てんかん性健忘　45
　── の診断基準, Zeman ら（1998）
　による　45表
展望記憶　105

と

頭頂葉内側性健忘　76
頭部外傷の後遺症　154
登録, 記憶の　3

「登録」「保持」「再生」のイメージ
3図
当惑作話　49
トロントの塔　17, **114**

に

二木宏明　93
偽記憶　50
乳頭体視床路　**70**, 134
『人間の記憶．認知心理学入門』　22
認知技能学習課題　17
認知技能の検査課題　114

の

脳弓　135
脳弓病変による前向性健忘例　135
脳振盪　154
『脳と記憶─その心理学と生理学』　93
『脳の可塑性と記憶』　24, 60
脳梁膨大後域健忘　76

は

パーキンソン病　41
長谷川式認知症スケール　33, **106**
ハノイの塔　**17**, 18図, 40, 114
パペッツの回路　**62**, 64図, 134
　── と情動　65
ハンチントン病　41

ひ

皮質拡延性抑制　151, 152
ピック病　79
標準言語性対連合学習検査　95

ふ

不完全線画認知課題　114, 115図
プライミング　19
　── の検査方法　115
プライミング効果　19

ブローカ対角帯核　72
プロテイノパチー　80

へ

ベントン視覚記銘検査　99

ほ

傍腫瘍性辺縁系脳炎　69
保持，記憶の　3

ま

マイネルト基底核　72
マジカルナンバー　22

み

道順障害　78
三宅式記銘力検査　95

も

妄想　51
物盗られ妄想　51

や

ヤコブレフの回路　64図, 65
山鳥重　23

ゆ

誘発作話　49

よ

予定記憶　105

り

リハーサル　24, 94
リバーミード行動記憶検査　104
リボーの法則　35
両手協応動作課題　17, **41**, 42図, 114

れ

レイ−オステライト複雑図形
100, 100図
—— の採点基準　101図
レイの聴覚性言語学習検査　95
レミニッセンスバンプ　37

ろ

老人斑　69

わ

ワーキングメモリ　94
ワーキングメモリモデル　94図